region
verlag

Region-Verlag Dieter Kindel
Redaktion I Medienprojekte
Schwalmweg 6
D-34587 Felsberg / Germany
Telefon: 05662-1860
Mobil: 0174-2373942
Fax: 03212-1001766
Mail: dieter.kindel@web.de
Mail: info@bluthochdruck-besiegen.de
Web: www.bluthochdruck-besiegen.de

Artwork, Layout: Verlag
Fotos: Fotolia I Verlag I privat
Druck: BoD GmbH, Norderstedt

ISBN-Nr.: 9 78 3981 056457 (Taschenbuch)
ISBN-Nr.: 9 78 3981 056464 (eBook Ausgabe)

„Lass' die Natur Deine Medizin sein
und die Medizin Deine Nahrung"
(Hippokrates)

Anmerkung

Weder Verfasser, Herausgeber bzw. Verlag geben in diesem Buch persönliche, direkte noch indirekte medizinische Ratschläge oder empfehlen eine Diät ohne medizinische Beratung als Behandlungsform von Krankheiten. Alle Hinweise und Angaben ohne Gewähr. Es ist nicht die Absicht des Autors bzw. Herausgebers, Diagnosen und Verordnungen zu erteilen. Vielmehr sollen hier vorgestellte Informationen Gelegenheit bieten, das Gefühl und Wissen um die eigene Gesundheit zu sensibilisieren sowie zu vertiefen. Nämlich „...unser Wissen ist begrenzt" (Albert Einstein), und altes Wissen gerät in der heutigen Zeit oft schnell wieder in Vergessenheit.

Für ergänzende Informationen, Quellenangaben usw. siehe Anhang. Auf unserer Webseite finden Sie weitere aktuelle Informationen.

www.bluthochdruck-besiegen.de

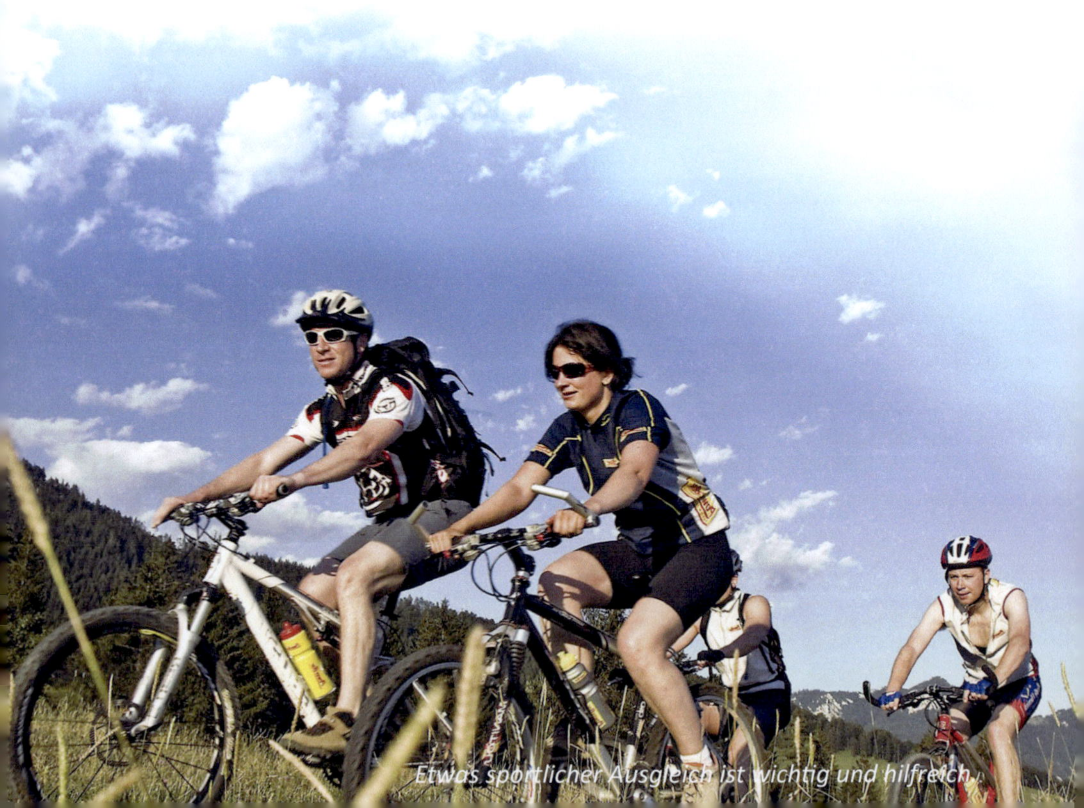

Etwas sportlicher Ausgleich ist wichtig und hilfreich.

Alfred Stehbeck

Bluthochdruck besiegen

...auf natürliche Weise

Vorwort

„Wie kann ich meinen Bluthochdruck ohne Medikamente nur mit natürlichen Mitteln behandeln und darüber hinaus heilen? Diese Frage unzähliger Patienten wird vom Autor als selbst betroffener überzeugend und kompetent beantwortet. Aufklärung über die Ursachen sowie eine präzise Anleitung zur natürlichen Selbstbehandlung dieser Zivilisationskrankheit machen dieses Buch zu einem wertvollen Leitfaden. Ich werde es allen Patienten mit Bluthochdruck in meiner Praxis wärmstens empfehlen!“

Dr. med. Helmut Haala
Vorstandsmitglied im Zentralverband
Ärzte für Naturheilverfahren und
Regulationsmedizin (ZAEN)

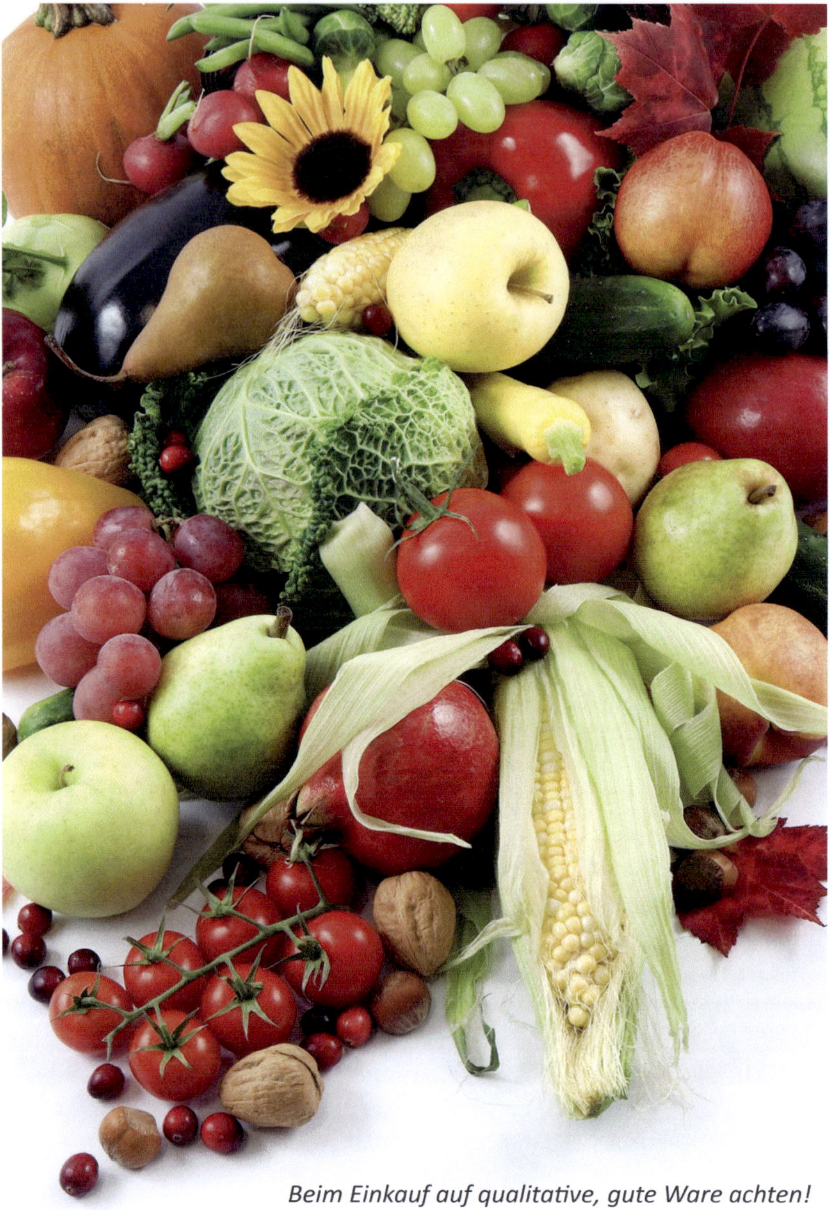

Beim Einkauf auf qualitative, gute Ware achten!

Inhalt

Intro

Eines Tages wurde ich mit Verdacht auf Lebensmittelvergiftung in ein Krankenhaus eingeliefert. Bei dieser Gelegenheit wurde entgleiste Hypertonie (Bluthochdruck) mit Werten von 230 zu 200 festgestellt.

Nun setzte man mich auf eine etablierte Standard Medikation mit blutdrucksenkenden Pillen und schickte mich zwei Tage später nach Hause. Damit sank zwar mein Blutdruck, doch die Probleme begannen erst. Wie heftige Schläge mit einem nassen Lappen mitten ins Gesicht, registrierte ich die heftigen Nebenwirkungen der Medikamente. Ein ACE-Hemmer bereitete mir zunächst einen trockenen Reizhusten, der sich täglich verschlimmerte.

Die nachbehandelnden Ärzte versuchten mich mit Standardaussagen zu beruhigen: „Wenn sich Ihr Körper erst mal an die Medikamente gewöhnt hat, dann gibt sich das!“. Auf meine Frage, wie lange ich denn diese Pillen schlucken müsse, erhielt ich sowohl vom Kardiologen als auch von meinem Hausarzt die einhellige Antwort: „Bis an Ihr Lebensende - Bluthochdruck kann man nicht heilen“. Zunächst glaubte ich diesen Ausführungen auch, obgleich ich mich damit nicht abfinden wollte.

Nach zwei bis drei Wochen war der Reizhusten so schlimm und quälend geworden, dass ich keine zwei Worte aussprechen konnte. Schier nicht mehr enden wollende Hustenanfälle unterbrachen mich bei jedem Versuch verbaler Kommunikation.

Die Situation gipfelte dann eines Nachts in einem Erstickungsanfall. Ich konnte im Liegen nicht mehr atmen. Irgendwie versagte meine Atemmuskulatur und ich konnte weder aus- noch einatmen. Diese paar Sekunden nach dem Aufwachen erschienen mir unendlich lange. Jedes Zeitgefühl war weg. Und - alles lief wie in Zeitlupe ab.

In meiner Verzweiflung kroch ich aus dem Bett und richtete mich auf. Im Stehen konnte ich wenigstens ein bisschen Luft einsaugen, und als ich die Arme hob, wurde mir bewusst, dass diese

Bewegung wie eine Pumpe funktionierte. Die Atmung wurde unterstützt, indem ich meine Arme hob und senkte. Ich weiß nicht mehr, wie lange ich in dieser Bewegung verharren musste. Meine Arme schmerzten schier unerträglich, als es endlich langsam besser wurde. Nach einer Weile konnte ich auch im Sitzen wieder ohne Pumpbewegungen atmen. Und mit der einsetzenden Morgendämmerung wurde es zunehmend leichter.

Irgendwie hatte ich den Eindruck, dass die Reaktion des Körpers mit den Medikamenten zusammenhängen musste. So ging ich an diesem Morgen gleich bei Praxisöffnung zu meinem Hausarzt. Der bestätigte mir dann unverblümt, dass dies eine typische Nebenwirkung des ACE Hemmers sei, von der er in seiner Praxis schon hin- und wieder mal gehört habe. Er sagte, ich solle den ACE-Hemmer absetzen und verschrieb mir zwei andere Medikamente, die dann in den darauf folgenden Wochen noch durch zwei weitere ergänzt wurden.

Dieses einschneidende Erlebnis trieb mich zu umfangreichen Recherchen. Früher schon hatte ich gehört und gelesen, dass viele Krankheiten mit falscher Ernährung zu tun haben und mit richtiger Ernährung ausgeheilt werden können. Von einem Bekannten hatte ich auch mal ein Taschenbuch darüber geschenkt bekommen. Es war jedoch in jenen Tagen zunächst nicht zu finden. Mir dämmerte, dass ich das verliehen hatte. Nur an wen? So suchte ich weiter. Wurde dann relativ schnell fündig, begann zu lesen und auszuprobieren - zunächst ohne brauchbares Ergebnis.

Ein Bekannter schilderte mir, er habe mal ein Buch in seiner Muttersprache (er ist ungarischer Abstammung) gelesen, das genau über dieses Thema geschrieben sei. Bluthochdruck sei demnach keine Krankheit, sondern nur eine Reaktion des Körpers auf verstopfte Adern und zu dickes Blut. Man solle über sechs Wochen hinweg in Abständen von jeweils einer Woche 5 - 6 Blutegel ansetzen. Dies würde den Kreislauf entlasten und die Blutegel hinterließen eine Substanz bei ihrer Mahlzeit, die das Blut verdünnen würde. Gleichzeitig solle man seine Ernährung umstellen auf viel Obst und Gemüse. Damit könne man die Sache dann relativ schnell in den Griff bekommen.

Mit diesen Eckdaten recherchierte ich weiter. Diesmal mit mehr Erfolg. Auch das kleine Taschenbuch bekam ich zurück. So begann ich also meine Ernährung grundlegend umzustellen und konnte in einem Zeitraum von insgesamt 12 Wochen alle Medikamente nach und nach absetzen. Bei weiteren Recherchen fand ich viele Schilderungen von Menschen, die in ähnlichen Situationen und sogar mit noch schlimmeren Krankheiten ähnliche Erfahrungen gemacht hatten. Alle bestätigten vollständige Heilungserfolge mit dieser Ernährungsweise.

Nicht nur, dass es mir entgegen der betreffenden ärztlichen Aussagen gelungen war, von den Medikamenten wegzukommen, ich lernte auf diese Weise auch eine Vitalität und Frische kennen, die mir zuvor fremd war. Außerdem habe ich mit dieser Ernährung schließlich mein Idealgewicht erreicht, ohne mir Gedanken über Diäten und dergleichen machen zu müssen. Und gehungert habe ich dabei nicht eine Minute. Im Gegenteil, da diese Ernährung alle Stoffe enthält, die der Körper braucht, entstand ein Sättigungsgefühl, das ich zuvor nicht kannte. Ich war einfach satt, dabei gleichzeitig ohne Völlegefühl. Und ohne diese kaum zu überwindende Müdigkeit nach jeder Mahlzeit.

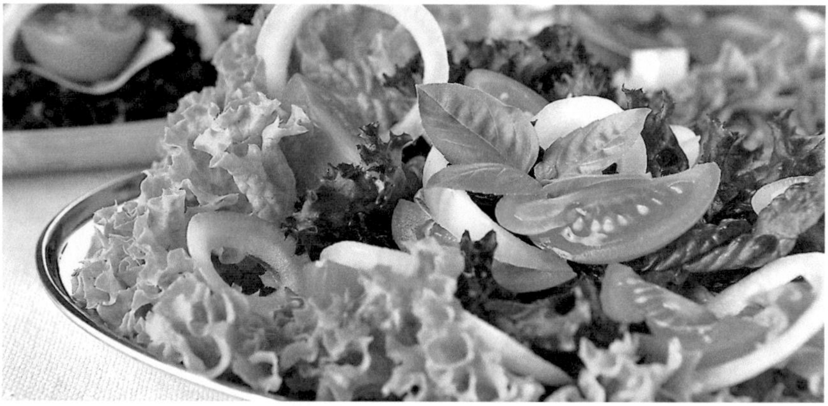

Was ist Bluthochdruck?

Die Blutdruckwerte werden in einem systolischen Wert und einem diastolischen Wert gemessen. Mit dem systolischen Wert ist der obere Blutdruckwert gemeint, der auch bei Angabe des Blutdrucks zuerst genannt wird. Hiermit wird der Druck in den Arterien beziffert, der während der sogenannten Anspannungs- und Auswurfphase des Herzens entsteht.

Mit dem zweitgenannten Wert der Blutdruckangabe, dem diastolischen Wert misst man den minimalen Druck in den Arterien, der entsteht, wenn sich das Herz mit Blut füllt.

Optimal ist ein Blutdruckwert von 120 zu 80. Auch bei gesunden Menschen schwankt der Blutdruck mehrmals innerhalb eines Tages. Meßwerte zwischen 100 zu 65 und 139 zu 89 sind im Rahmen dieser Schwankungen durchaus normal.

Bei Blutdruck unter 100 zu 65 spricht man von niedrigem Blutdruck. Dieser kann zwar unangenehm sein und zu Schwindelattacken führen, ist aber an sich nicht gefährlich. Vor allem kann bei Schwindelattacken durch Hochlagern der Beine meistens schnell Abhilfe geschaffen werden.

Steigen die gemessenen Werte dagegen auf 140 zu 90 und höher, dann liegt ein erhöhter Blutdruck vor. Je nach Situation können einzelne Messungen schon mal über diese Grenzwerte hinausgehen. Einzelne geringfügige Überschreitungen sind noch kein Anlass zur Sorge. Allerdings sollte auch in diesem Fall der Blutdruck regelmäßig gemessen werden.

Auf der nachfolgenden Tabelle ersehen Sie die gebräuchliche Einstufung, wie sie von der Weltgesundheitsorganisation (WHO) empfohlen wird.

Einteilung	Systolisch (mmHg)	Diastolisch (mm Hg)
optimaler Blutdruck	< 120	< 80
normaler Blutdruck	120 – 129	80 – 84
hoch-normaler Blutdruck	130 – 139	85 - 89
milde Hypertonie	140 -159	90 – 99
mittlere Hypertonie	160 – 179	100 – 109
schwere Hypertonie	> 180	> 110
Hypertensive Krise	> 230	> 130

Einteilung nach WHO und der deutschen medizinischen Fachgesellschaft.

Geräte zum Blutdruckmessen sind relativ preiswert.

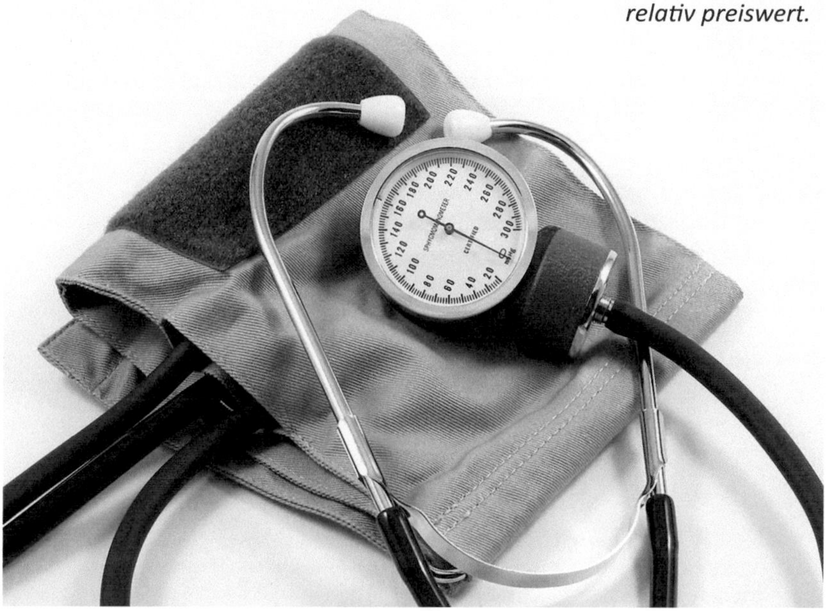

Bluthochdruck spürt man am Anfang nicht

Fachleute schätzen, dass etwa ein Drittel derjenigen, die unter Bluthochdruck leiden, überhaupt nichts davon wissen. Die Betroffenen spürten lange nichts von den Schädigungen, die an ihren Blutgefäßen still und unbemerkt fortschreiten. Erst wenn die Entwicklung entgleist oder schmerzhafte Folgeschäden auftreten, wird derartiges bemerkt. Für den Einen oder Anderen dürfte das dann bereits zu spät sein.

Deshalb ist es so wichtig, die Blutdruckwerte in regelmäßigen Abständen kontrollieren zu lassen. Wenn erhöhte Werte gemessen werden, sollte man seinen Blutdruck regelmäßig auch selbst kontrollieren. Blutdruckgeräte zur Eigenkontrolle kosten nicht viel. In manchen Discountketten werden brauchbare Geräte als Sonderangebote schon für rund 20 - 25 € angeboten.

Normalerweise misst man 2 - 3 mal am Tag und ermittelt aus den Ergebnissen den Tagesmittelwert. Hierzu werden jeweils einerseits die Systolenwerte und andererseits die Diastolenwerte addiert und durch die Anzahl der durchgeführten Messungen dividiert.

Im Beispiel:

1. Messung morgens:	145 zu 094
2. Messung mittags:	151 zu 097
3. Messung abends:	146 zu 095
Tagessummen	442 zu 286
Tagesmittelwert	147 zu 095

Werden anhaltend höhere Werte ermittelt, dann wird der Arzt Bluthochdruck bzw. Hypertonie diagnostizieren. Zur genaueren Diagnose kann auch eine 24-Stunden-Messung durchgeführt werden. Hierbei wird ein elektronisches Blutdruckmessgerät am Körper getragen, dass anschließend vollautomatisch in eingestellten Intervallen Messungen durchführt.

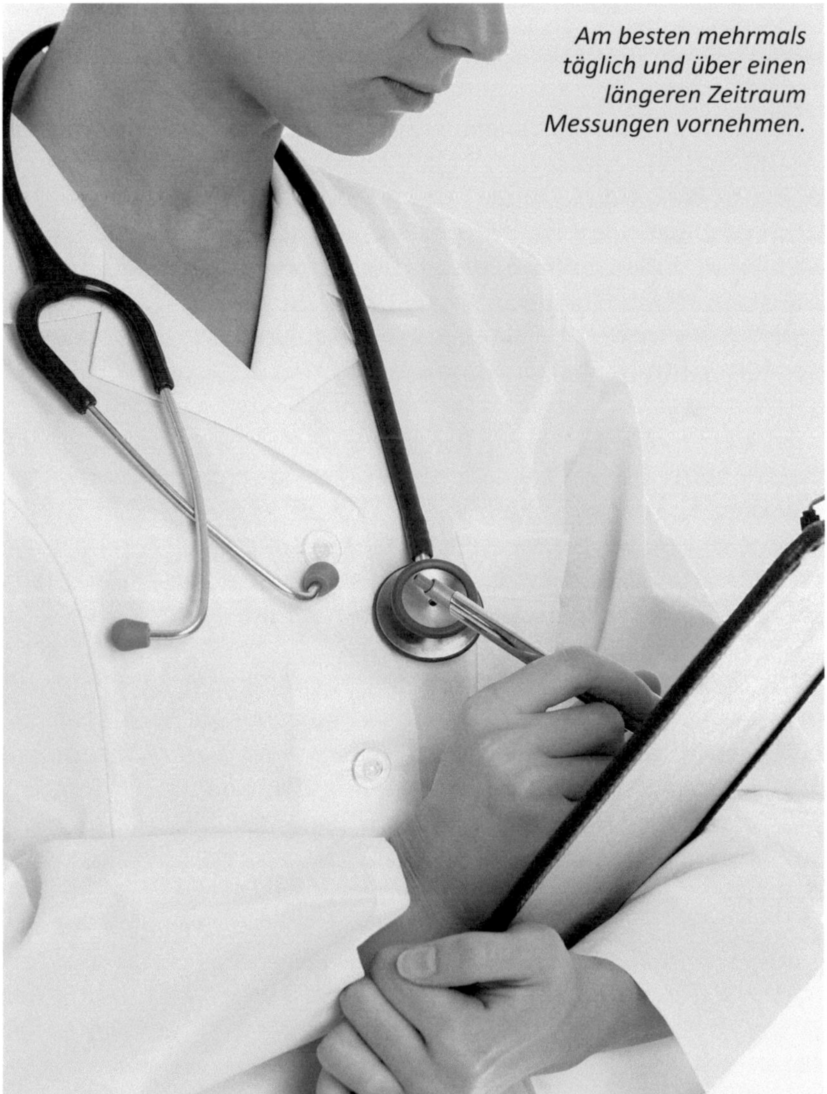
Am besten mehrmals
täglich und über einen
längeren Zeitraum
Messungen vornehmen.

Wie entsteht Bluthochdruck?

Unser Herz pumpt das Blut durch die großen und kleinen Blutbahnen. Einerseits wird Blut zur Lunge transportiert, um dort mit Sauerstoff angereichert zu werden. Andererseits zu den Verdauungsorganen, um Nährstoffe aufzunehmen.

Die Blutkörperchen transportieren auf ihrem weiteren Weg Sauerstoff und Nährstoffe durch das gesamte Kreislaufsystem und geben ihre Fracht dann in den kleinsten Äderchen des Körpers und unserer Organe ab. Bei diesem Vorgang müssen Blutkörperchen Kapillaren durchwandern, die im Durchmesser kleiner sind als sie selbst zusammen mit ihrer Fracht. Durch den Blutdruck werden sie durch diese engen Kanäle gepresst und dabei werden die transportierten Stoffe über die Basalmembranen abgestreift.

Bereits im Jahr 1948 stellte eine deutsche Forschungsgruppe unter der Leitung von Prof. Dr. med. Lothar Wendt das Konzept der Eiweissspeicherkrankheiten auf. L. Wendt betrachtete die physiologischen Vorgänge mit einem anderen Denkansatz. Er ging dabei von der Grundlage aus, dass jeder Vorgang im Körper eine Reaktion auf eine Ursache sei und einem bestimmten Zweck diene.

Auf diese Weise kam er auf eine Permeabilitätsstörung (Störung in der Durchlässigkeit) in den Kapillarbasalmembranen als Ursache für viele Krankheiten, darunter eben auch Bluthochdruck. Basalmembranen in den Kapillaren bilden die Schnittstelle vom Gefäßsystem zum Interstitium (Zellzwischengewebe). Hier werden Nährstoffe, Sauerstoff und Hormone für den Weitertransport zu den Zellen aus dem Blutkreislauf übergeben.

Bei Verzehr von zu viel tierischem Eiweiß werden die daraus umgewandelten Stoffe, die der Körper nicht verwerten kann, in den Basalmembranen eingelagert. Diese Einlagerung verdichten die Poren der Basalmembranen. Dadurch wird die Übergabe lebenswichtiger Stoffe zu den Zellen behindert.

Folgt man nun, wie Wendt, dem Kausalprinzip und unterstellt allen Vorgängen im menschlichen Körper einen inneren Zweck, dann kommt man zu folgendem Bild:

Der menschliche Organismus ist ständig darum bemüht, Störungen auszugleichen. Seine lebenswichtigste Aufgabe ist es, alle Organe ständig mit wichtigen Hormonen, Nährstoffen und Sauerstoff zu versorgen.
Wird nun der Blutkreislauf aus irgendwelchen Gründen behindert, dann muss dieses auf Überleben ausgerichtete System logischerweise den Druck erhöhen.

Einerseits können Fremdstoffe im Blut die Fließfähigkeit des Lebenssaftes herabsetzen. Andererseits könnten die feinsten Äderchen auch durch Einlagerungen und Ablagerungen verstopft oder in ihrem Durchmesser verengt werden. Damit entstünden Hindernisse für den Blutkreislauf.

Im Jahr 1933 entwickelten Ernst Ruska und Max Knoll das Elektronenmikroskop. Bis in die sechziger Jahre wurde diese Technik weiterentwickelt und schließlich auch in die medizinische Forschung übernommen.

Mit dieser Technologie konnten Wissenschafter aus aller Welt die Schlüssigkeit des Wendtschen Konzepts optisch nachweisen. Also erst knapp 20 Jahre nachdem es erstellt worden war. Viele Publikationen erschienen damals zu diesem Thema.

Prof. Dr. med. Thomas Wendt, setzte die Arbeiten seines Vaters fort. Er begann damit, eine Beweiskette nach wissenschaftlichen Vorgaben zu erarbeiten. Diese Arbeit konnte er jedoch nicht beenden, weil dafür erforderliche Messverfahren sogar bis heute noch nicht entwickelt worden sind.

Obwohl die Schlüssigkeit des Konzepts optisch beobachtet werden kann, war eine vollständige Beweisführung nach wissenschaftlichen Grundsätzen also bis jetzt nicht möglich.

Viele Krankheitsbilder können mit Hilfe von Therapien vollständig ausgeheilt werden, die aus der Logik dieses Konzeptes abgeleitet werden. Dies wurde von einigen Medizinern in Hunderten von Fällen dokumentiert. Der deutsche Zahnmediziner Dr. Johann Georg Schnitzer leistet hier sehr umfangreiche Studien und sammelt seit Jahrzehnten unermüdlich Heilungsberichte von ehemaligen Betroffenen, die sich anhand seiner Veröffentlichungen mit diesen Grundlagen erfolgreich behandeln konnten.

Doch solange eine vollständige Beweiskette nicht vorliegt, kann dieses Konzept nach gegenwärtigen Richtlinien nicht als Therapieform in die offizielle Schulmedizin übernommen werden. Deshalb können Therapien auf diesen Grundlagen bis heute überwiegend nur in Eigeninitiative der Betroffenen durchgeführt oder in einer Naturheilpraxis beratend begleitet werden.

- Dickes Blut

Laboruntersuchungen bestätigen: Bei Bluthochdruck-Kranken ist das Blut dicker. Zum einen hat es einen relativ hohen Gehalt an Eiweiß. Zum anderen enthält es auch nicht verstoffwechselte Fette. Diese Bestandteile machen es dickflüssig und klebrig. Darüberhinaus ist der gesamte Anteil an festen Blutzellen höher als beim gesunden Menschen.

- Verengte Gefäße

Wir brauchen wesentlich weniger Eiweiß in der Nahrung als die meisten von uns täglich verzehren. Also z.B. zuviel Fleisch, Wurst, Eier und Milchprodukte. Mit all diesen Lebensmitteln nehmen wir tierische Eiweiße auf. Dazu kommen noch die pflanzlicher Herkunft. Die Muttermilch enthält nur etwa 1,5 % Eiweiß. Dennoch ist bekannt, dass Säuglinge Ihr Körpergewicht im ersten Lebensjahr verdoppeln. Pflanzliche Eiweiße werden schon im Dünndarm zu Aminosäuren verarbeitet und über die Darmwände resorbiert. Diese Stoffe können ungehindert und vollständig in die Zellen eingebaut werden.

Tierische Proteine dagegen können erst im Dickdarm zu großmolekularen Polypeptiden verarbeitet werden und so in den Blutkreislauf gelangen. Insbesondere die Proteine aus Schweinefleisch können nicht für den Zelleinbau verwendet werden. Aber auch alle anderen tierischen Eiweißstoffe bereiten dem menschlichen Organismus Schwierigkeiten. Deshalb lagert der Körper diese Stoffe ein. Überall, wo er Eiweißspeicher bilden kann: In der Leber, im Fett, im Bindegewebe und bevorzugt auch in den Basalmembranen der Kapillargefäße, wodurch diese - wie von Wendt beschrieben - eben verengt werden.

Zusätzlich versucht der Organismus mehr „Transportmittel" zur Zellversorgung bereitzustellen und steigert die Produktion von roten Blutkörperchen. Dadurch wird der Feststoffanteil im Blut zusätzlich erhöht. Es wird also dickflüssiger. Aber auch die Blutmenge selbst steigt an. Die logische Schlussfolgerung: Der Körper erhöht den Blutdruck, um das dickere Blut durch die verengten Basalmembranen pressen zu können.

Obst und Früchte aus der Region bieten viel Abwechslung.

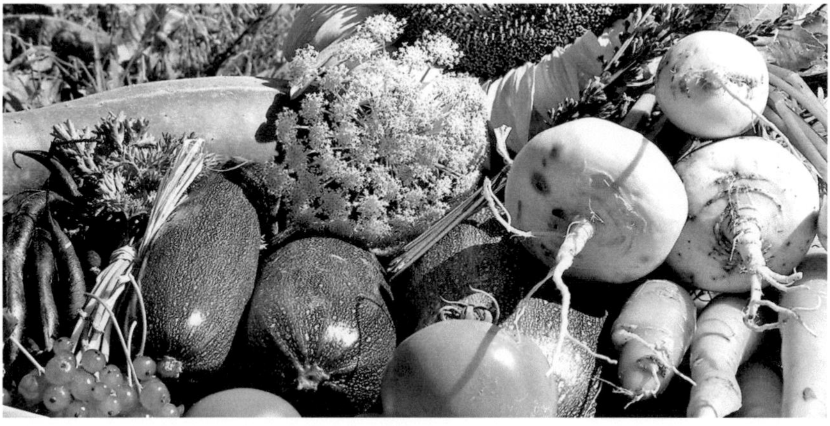

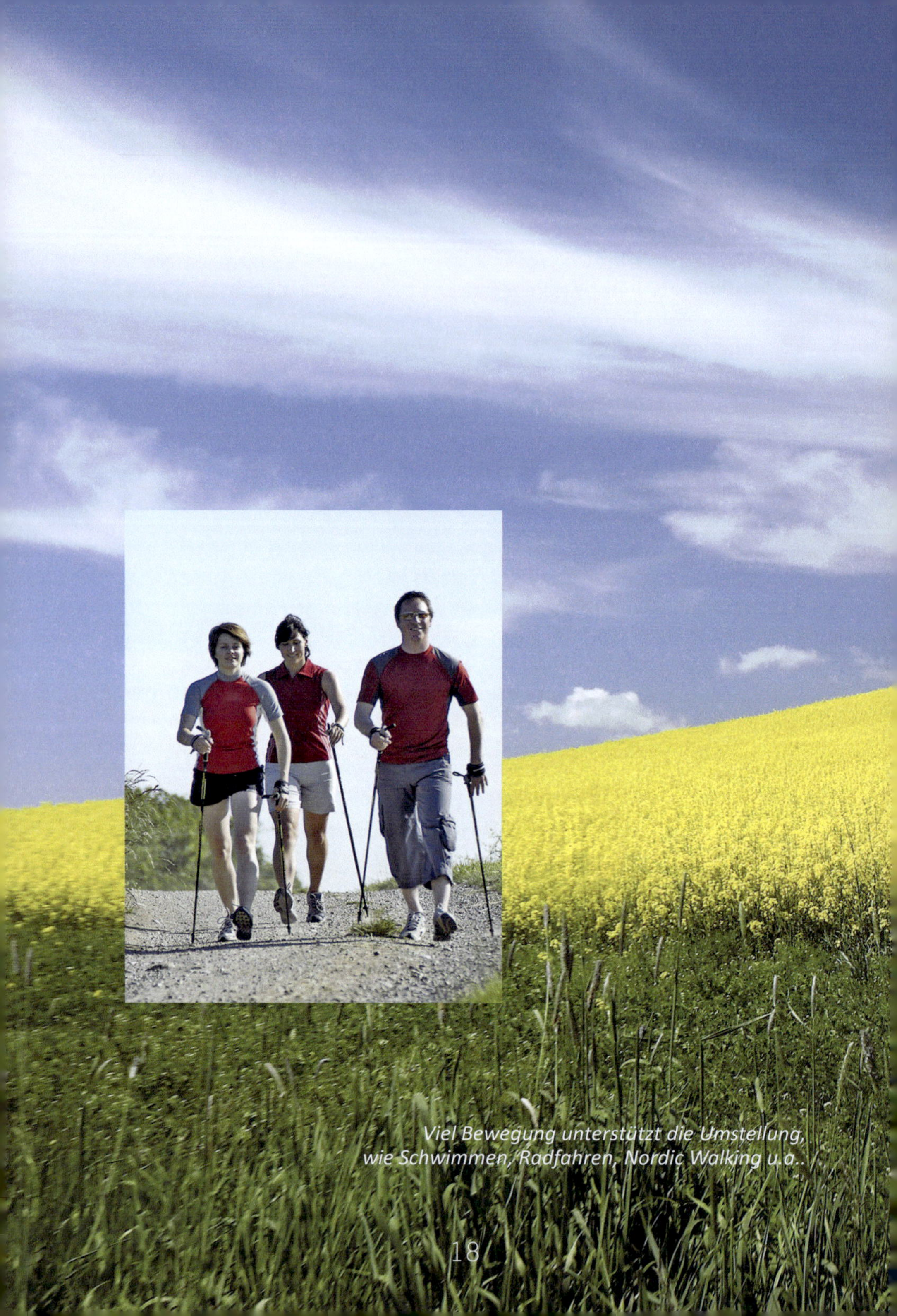

Viel Bewegung unterstützt die Umstellung, wie Schwimmen, Radfahren, Nordic Walking u.a..

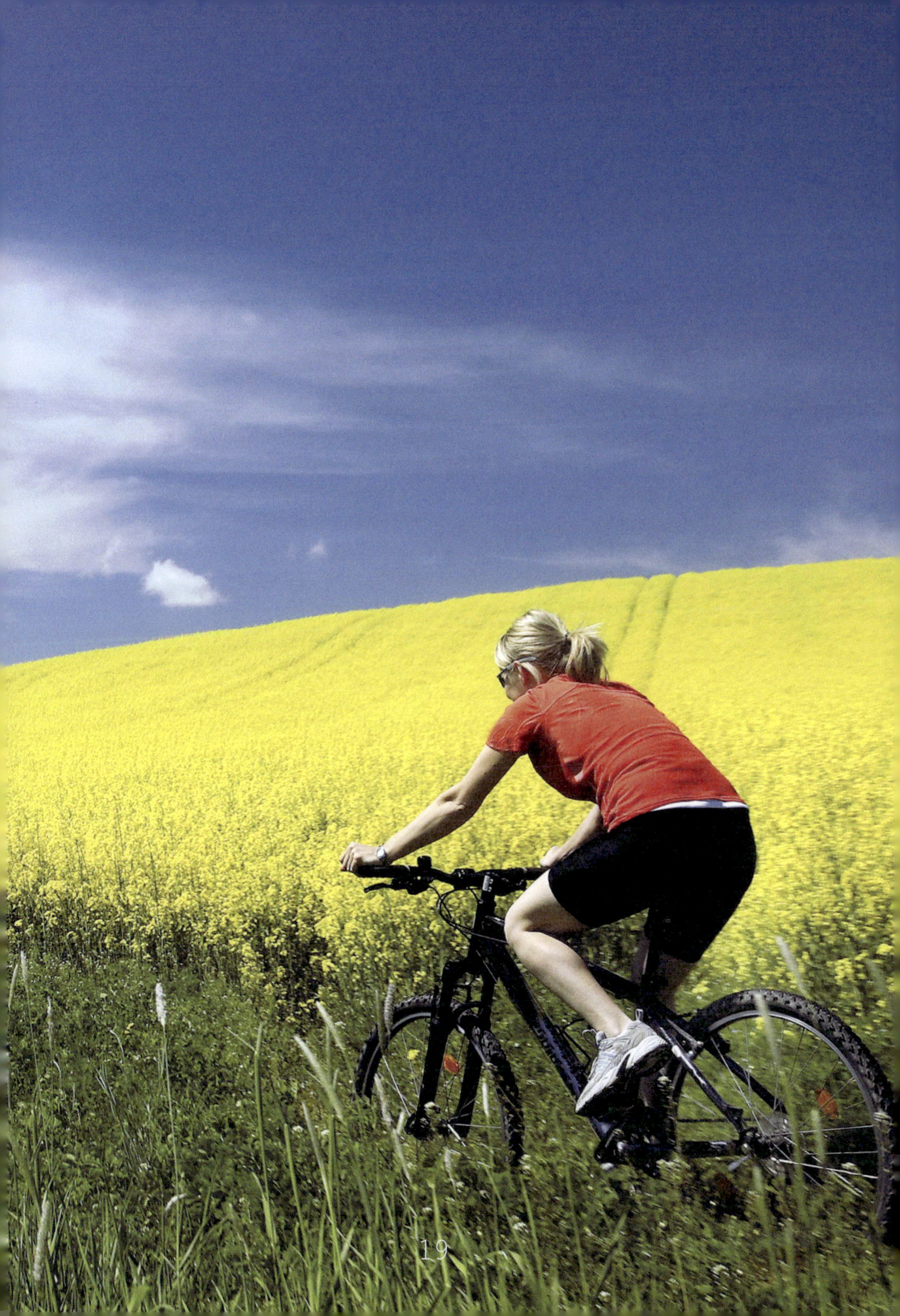

Welche Folgen kann Bluthochdruck haben?

Der höhere Druck und die gestiegene Blutmenge bilden eine zunehmend starke Belastung für die kleinsten Gefäße, wodurch diese mit der Zeit geschädigt werden. Platzt eines dieser Gefäße, hat das oft ganz abrupt katastrophale Folgen:

Erblinden, Organversagen, Schlaganfall oder Herzinfarkt können unvermittelt auftreten. Dies kann entweder sofort und unmittelbar zum Tod führen oder auch über einen längeren Zeitraum.

Außerdem fordern Druckanstieg und vermehrte Blutmenge unserem Herzen eine wesentlich stärkere Leistung ab. Das Herz wird als Versorgungsorgan weitaus stärker belastet und kann immer weniger entspannen. Es wird geschwächt. Zahlreiche weitere Herz- und Kreislaufkrankheiten sind auch aus dieser Sicht als mögliche Folgen vorprogrammiert.

Auch die Gefäße in unserem Gehirn werden aufgrund der vorgenannten Ursachen sehr stark belastet. Unser Organismus wird versuchen, die steigende Belastung auszugleichen und die Gefäßwände sowie die Membranen zu verstärken. Dadurch werden die Gefäße noch enger, und er muss den Druck noch mehr erhöhen. Ein Teufelskreis also.

Wie behandelt Ihr Arzt Bluthochdruck?

Die moderne Medizin anerkennt derzeit kaum noch eine andere Methode, wie den Körper durch chemische Präparate dazu zu zwingen, den Blutdruck zu senken. Hierzu werden in der derzeit angewandten Regelmedikation zumeist Präparate aus folgenden Gruppen verordnet:

- Diuretika

Das sind entwässernde Tabletten. Sie sollen die Gefäßmuskulatur entspannen und die Ausscheidung von Wasser und Salzen fördern. Dabei führen Sie aber auch zur Ausscheidung wichtiger Mineralstoffe.

- Betablocker

Diese unterdrücken z.B. die Adrenalin-Produktion und sollen dadurch Stress vorbeugen. Das Hormon Adrenalin ist im Organismus und auch im Gehirn an vielen Vorgängen wesentlich beteiligt. Zum Beispiel bei Entscheidungen und deren Umsetzung. Damit trägt es maßgeblich zur beruflichen Leistungsfähigkeit bei.

- ACE Hemmer

Sie sollen die Umwandlung des Hormons Angiotensin I in Angiotensin II bremsen und damit Gefäßverengungen verhindern.

- Calcium Antagonisten

Dieses Medikament soll verhindern, dass Calcium in die Muskelzellen der Gefäße fließt und diese sich dadurch zusammenziehen.

- Sartane

Sie verdrängen Angiotensin II aus den Blutgefäßen und lassen die Gefäßmuskulatur erschlaffen. Dadurch wirken sie auch gefäßerweiternd.

Angesichts der in Kapitel 2 geschilderten Vorgänge macht diese Behandlung allein auf längere Sicht aber wenig Sinn. Mit derartigen Mitteln werden im wesentlichen nur die Symptome von Bluthochdruck behandelt. Die Ursachen für Hypertonie bleiben dabei vollkommen unberücksichtigt.

Wenn man von einer Krankheit nur die Symptome behandelt, dann ist das ungefähr so, wie wenn ein Automechaniker an Ihrem Auto die aufleuchtende Ölkontroll-Lampe entfernen würde anstatt Öl nachzufüllen.

- Langzeitmedikationen könnten gefährlich sein

Auch die von der Pharmaindustrie derzeit zunehmend beworbene Langzeit-Impfung gegen Bluthochdruck funktioniert nicht anders. Diese Impfung hat eine langzeitige Wirkung. Bei auftretenden Nebenwirkungen ist man nicht in der Lage, dieses Medikament einfach abzusetzen. Besonders im Hinblick auf meine im Vorwort beschriebene Erfahrung mit einem ACE Hemmer, halte ich eine solche Medikation für absolut gefährlich.

Wenn ich im Sommer 2005 die Wirkstoffe des ACE Hemmers inform einer Langzeit-Injektion verabreicht bekommen hätte, dann würde ich vermutlich heute nicht mehr leben.

„Nicht der Arzt heilt die Krankheit, sondern
der Körper heilt die Krankheit."
(Hippokrates, 460 - 370 v. Chr.)

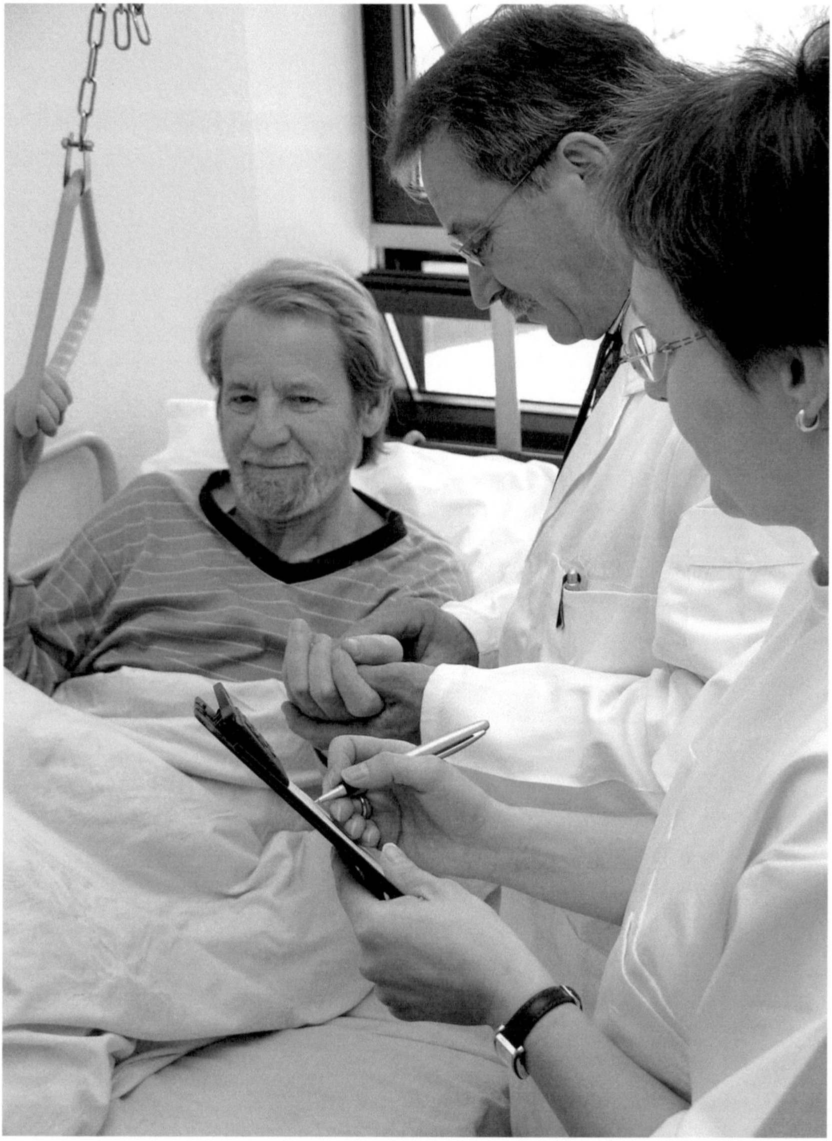

Abbildung oben:
Die Zahl der an Bluthochdruck erkrankten Personen ist in Deutschland in den letzten Jahren stark gestiegen, lt. Schätzungen etwa auf 20 Millionen.

Welche Nebenwirkungen haben Bluthochdruck Medikamente?

Bei den Bluthochdruckmedikamenten sind die Packungsbeilagen so umfangreich, dass diese ohnehin kaum gelesen werden. Auch die darin aufgeführten Nebenwirkungen treten meistens schleichend auf und werden oft nicht gleich bemerkt.

- Grundsätzliches

Der Körper hat den Blutdruck erhöht, weil dies die einzige Möglichkeit war, die Versorgung des gesamten Organismus mit Sauerstoff und Nährstoffen zu gewährleisten. Wenn jetzt in diesem Stadium der Körper gezwungen wird, den Blutdruck zu senken, ohne dass die Ursachen beseitigt wurden oder werden, dann wird logischerweise genau das erreicht, was der Organismus selbst verhindern wollte: eine Unterversorgung, die mittel- und langfristig zu katastrophalen Folgen führt.

Die bekanntesten Risiken und Nebenwirkungen der einzelnen Wirkstoffgruppen:

- Diuretika

Steigern das Risiko enorm, an Diabetes zu erkranken.
Herzrythmusstörungen
Muskelkrämpfe
Schwächeanfälle
Potenzstörungen

- Calzium Antagonisten

Wassereinlagerungen an den Knöcheln

Hier ein aus eigenen Erfahrungen kommentierter Auszug aus dem Nebenwirkungskatalog eines Betablockers. Der Originaltext wurde schwarz fett gedruckt, die Anmerkungen sind in kursiver Schrift gehalten, in Klammern gesetzt.

Insbesondere *(Eine alternative Formulierung für zum Beispiel.)* **zu Beginn der Behandlung kann es gelegentlich zu zentralnervösen Störungen wie Müdigkeit,** *(Der Körper wehrt sich gegen die Unterversorgung, das ermüdet ihn spürbar, er verliert aber mehr und mehr die Kraft, sich dagegen zu wehren.)* **depressiven Verstimmungen,** *(Keine Entschlusskraft mehr - Verlust jeglichen Durchsetzungsvermögens - Antriebslosigkeit - auch auf meiner täglichen Walkingrunde, musste ich nach 20 Minuten große Überwindung aufbringen, um weitergehen zu können - große Probleme, anstehende Aufgaben oder mühsam getroffene Entscheidungen umzusetzen - Orientierungslosigkeit im Alltag - verstärkte und verzweifelte Aggression gegen eine heftig spürbare körperliche und psychische Veränderung, von der man im ersten Augenblick nicht begreift, woher sie kommt - Unfähigkeit, komplexere Arbeiten durchzuführen oder auch nur darüber nachzudenken - Unfähigkeit, gedanklich mehr als den nächsten Tätigkeitsschritt zu erfassen - Ohnmachtsgefühle - Todesangst.)* **Schwindelgefühl, Verwirrtheit, Kopfschmerzen,** *(Morgens erwachte ich mit einem Gefühl, als hätte mir jemand zum Wecken einen nassen Putzlappen ins Gesicht geschlagen.)* **Schwitzen, Alpträumen oder verstärkter Traumaktivität,** *(Erwachen in total nass geschwitzter Bettwäsche.)* **Schlafstörungen** *(Unfähigkeit, trotz extrem spürbarer Müdigkeit und Erschöpfung, einzuschlafen - nach zwei bis drei Stunden Schlaf plötzlich wieder hell wach, aber trotzdem erschöpft und müde.)* **und Halluzinationen kommen.**

(Das ist aber nicht alles, es geht so weiter..) **Vorübergehend kann es gelegentlich zu Magen-Darm-Beschwerden *(Übelkeit, Erbrechen, Leibschmerzen, Verstopfung, Durchfall)* kommen.**

Gelegentlich können allergische Hautreaktionen wie Rötung, Juckreiz, Exantheme, Hautausschläge bei Lichteinwirkung *(Photosensitivität)* auftreten.

Die Behandlung mit xxx kann in seltenen Fällen zu verstärktem Blutdruckabfall, anfallsartiger, kurzdauernder Bewusstlosigkeit *(Synkopen)*, Herzklopfen, *(Palpitationen)*, starker Verminderung der Herzfrequenz *(Bradykardie)*, Störungen der Erregungsleitung von den Herzvorhöfen zu den Herzkammern *(atrioventrikuläre Überleitungsstörungen)* oder zur Verstärkung einer Herzmuskelschwäche *(Herzinsuffizienz)* mit krankhaften Flüssigkeitsansammlungen *(peripheren Ödemen)* und / oder zu Atemnot bei Belastung *(Belastungsdyspnoe)* führen.

In vereinzelten Fällen ist bei Patienten mit anfallsweise auftretenden Schmerzen in der Herzgegend *(Angina pectoris)* eine Verstärkung der Anfälle nicht auszuschließen.

Infolge einer möglichen Erhöhung des Atemwegswiderstandes kann es bei Patienten mit Neigung zu Verkrampfungen der Atemwege *(bronchospastischen Reaktionen)*, insbesondere bei obstruktiven Atemwegserkrankungen, zu Atemnot kommen.

Selten wurden Mundtrockenheit, Augenbindehautentzündungen *(Konjunktivitis)* oder verminderter Tränenfluss *(dies ist beim Tragen von Kontaktlinsen zu beobachten)* sowie in Einzelfällen Sehstörungen beobachtet.

xxx kann die Symptome einer schweren Schilddrüsenüberfunktion *(Thyreotoxikose)* maskieren.

In seltenen Fällen kann eine bisher nicht in Erscheinung getretene Zuckerkrankheit *(latenter Diabetes mellitus)* erkennbar werden oder eine bereits bestehende Zuckerkrankheit sich verschlechtern. Nach längerem strengen Fasten oder schwerer körperlicher Belastung kann es bei gleichzeitiger xxx Therapie zu Zuständen mit einem erniedrigten Blutzucker *(hypoglykämische Zustände)* kommen. Warnzeichen eines erniedrigten Blutzuckers - insbesondere erhöhte Herzfrequenz *(Tachykardie)* und Zittern der Finger *(Tremor)* - können verschleiert werden... *(usw.)*.

Alarmierende Veränderungen in der Persönlichkeit

Folgende Nebenwirkungen - die eben aufgeführten sind ja lediglich ein Auszug - erschütterten mich im nachhinein besonders. Die beschriebenen Persönlichkeitsveränderungen bemerkte ich selbst nicht. Nur meine Familie und Menschen aus meinem Umfeld registrierten sie. Außer meiner Frau traute sich jedoch niemand, mich darauf anzusprechen. Die Veränderungen wurden mir selbst erst richtig bewusst, als ich den Betablocker abgesetzt hatte und normale menschliche Empfindungen langsam zurückkehrten.

Mein Gefühlsleben wurde durch den Betablocker mehr und mehr gedämpft. Innerhalb weniger Wochen verlor ich völlig die Fähigkeit, echte Freude zu empfinden. Gefühle wie Zuneigung oder Liebe gegenüber dem Partner bzw. den eigenen Kindern, wurden nach und nach völlig unterdrückt. Dieser Bereich existierte nur noch in meinem Verstand. Empfindungen registrierte ich nicht mehr. Auch Gefühle wie Angst, Trauer oder Zorn verblassten allmählich. Lethargie und Gleichgültigkeit machten sich breit. Mein Alltag wurde langsam grau und eintönig. Ich verlor jegliches Einfühlungsvermögen, schließlich auch meine soziale Kompetenz. Dadurch büßte ich die wichtigsten Fähigkeiten und Voraussetzungen für meine berufliche Tätigkeit ein. Im Vertrieb gingen meine Umsatzzahlen massiv zurück.

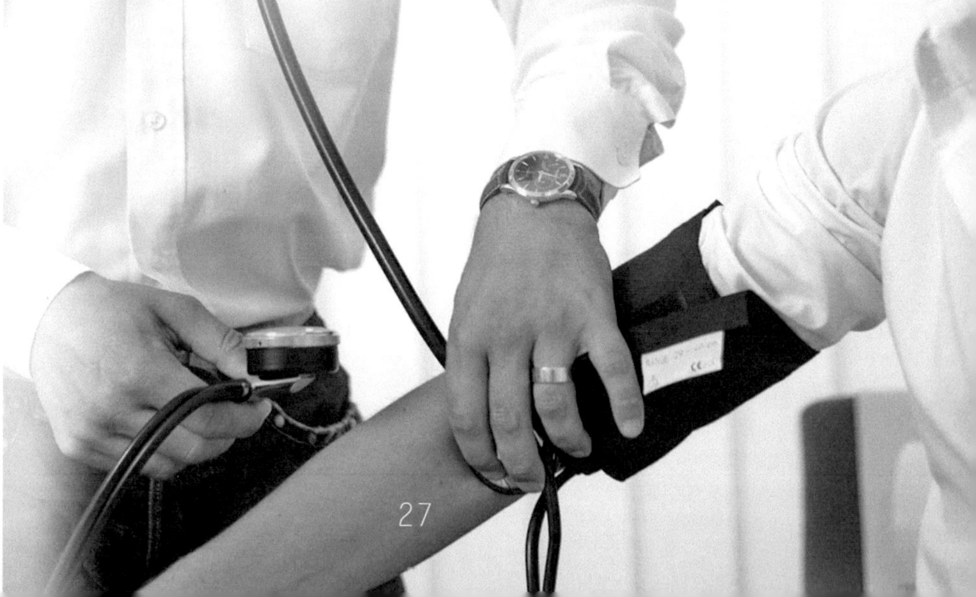

Welche Folgen können aus Bluthochdruck trotz der Medikation entstehen?

Es lässt sich relativ leicht ausmalen was entstehen kann, wenn eine gefährliche Krankheit behandelt aber nicht ausgeheilt wird, in dem man einfach nur die körpereigene Ausgleich-Reaktion abstellt. So, als würde man beim Auto die aufleuchtende Ölkontroll-Lampe herausdrehen und den Vorfall als erledigt betrachten.

Die eigentliche Ursache ist ja die Permeabilitätsstörung der Kapillarbasalmembranen. Diese Störung hat in meinem Fall Bluthochdruck als Form einer Eiweißspeicherkrankheit hervorgerufen. Nach den Ausführungen von Prof. Lothar Wendt sind jedoch auch andere Eiweißspeicherkrankheiten nicht immer - aber häufig - auf dieselbe Ursache zurückzuführen:

- Myome bei Frauen mittleren Alters
- Zahnfleischschwund
- Herz-Kreislauf-Schäden
- Arteriosklerose
- Knochenschwund
- Diabetes II
- Arthrose, Rheumaerkrankungen u.a.

Der Körper hat den Blutdruck erhöht, damit er trotz der Verdichtung der Basalmembranen die Zellen mit lebenswichtigen Stoffen versorgen kann. Diese Druckerhöhung hatte also einen Sinn und Zweck. Wenn wir jetzt dem Körper diese Ausgleichsreaktion nehmen, dann kommt es logischerweise in Folge davon zu weiteren Krankheitsbildern. Dies ist der Grund, warum viele Hypertoniker früher oder später an einer oder mehreren der anderen Eiweißspeicherprobleme erkranken.

Häufig kommt es vor, dass bei Betroffenen zuerst eines oder mehrere der anderen Krankheitsbilder auftreten und Bluthochdruck sich erst später dazu gesellt.

Meine Frau berichtete mir von der Unterhaltung mit einer anderen Patientin im Wartezimmer ihrer Hausärztin. Ihre Gesprächspartnerin erzählte davon, dass ihr bisheriger Hausarzt wegen Bluthochdruck Betablocker verordnet habe. Die Dame verspüre aber die Nebenwirkungen dieses Medikamentes sehr heftig und habe starke Depressionen seit der Beginn der Einnahme. Der Arzt würde aber trotzdem auf Einnahme des Betablockers bestehen. Wegen der Depressionen hätte er ihr einen Überweisungsschein für einen Psychiater in die Hand gedrückt. Nun war sie dabei, den Arzt zu wechseln.

Wenn man solche Berichte liest, dann gewinnt man den Eindruck, dass mit Beginn der üblichen Bluthochdruck-Behandlung ein langsames Siechtum beginnt, das sich im Laufe der Jahre beständig verschlimmert. In vielen Fällen verlieren die Patienten ihren Arbeitsplatz, weil sie nicht mehr belastbar sind. Manchmal gelten diese Menschen nach einer Weile für Ihre Arbeitgeber als nicht mehr tragbar. Dies nicht zuletzt auf Grund der Persönlichkeitsveränderungen, die durch Nebenwirkungen der Medikation hervorgerufen wird.

In zahlreichen Fällen endet dieses Siechtum trotz der Medikamente irgendwann mit einem oder mehreren Herzinfarkten oder Schlaganfällen.

Viele Betroffene berichten fast übereinstimmend den folgenden, beispielhaften Verlauf nach dem Einsetzen der Bluthochdruckmedikation wie: Depressive Verstimmungen - andauernde Benommenheit - Antriebslosigkeit - Lustlosigkeit - Konzentrationsstörungen - spürbar verminderte Leistungsfähigkeit in Beruf und Sport - Kopfschmerzen - Lebensunlust - häufig sehr müde - Unwohlsein - Schlappheit - Schwindelattacken - Gedanken an Selbstmord - Lethargie - zunehmende Potenzstörungen, bis hin zur vollständigen Impotenz.

In den folgenden Jahren kommen häufig nach und nach einige

der unten aufgeführten Leiden hinzu:

- Stark eingeschränkte Bewegungsfähigkeit durch Kurzatmigkeit und krampfartige Schmerzen in den Beinen
- Häufig zwei bis drei Jahre nach Beginn der Bluthochdruckmedikation Diagnose von Diabetes Typ II
- Arthrose
- Nierenleiden, Gallenleiden
- Angina Pectoris und andere Herzleiden
- Herzinfarkt
- Schlaganfall und anderes mehr.

Diese Situation eine Zwickmühle: Ohne Sofortmaßnahmen steht man in ständiger Lebensgefahr. Mit den Bluthochdruckmedikamenten sind weitere Folgeerkrankungen vorprogrammiert. Tödliche Folgen können damit nicht ausgeschlossen werden. Eine Änderung des Lebensstils erscheint deshalb unumgänglich.

„Was uns am Leben erhält, kann uns
auch krank machen."
(Hippokrates)

Bluthochdruck ist heilbar!

Dazu bedarf es keiner Wundermittel oder Pillen. Man muss nur mit ein wenig Selbstdisziplin sein Leben und seine Ernährung umstellen. Einer logischen Schlussfolgerung aus dem Konzept der Eiweißspeicherkrankheiten von Prof. Lothar Wendt nach, verschwinden die Beschwerden einfach, wenn man den Körper zum Abbau der Eiweißspeicherdepots anregt.

Durch weitgehenden Verzicht auf den Genuss tierischer Eiweiße drücken wir den Eiweißverzehr unter den Bedarf. Dadurch wird der Körper sozusagen gezwungen, auf diese Depots zuzugreifen und sie abzubauen.

Dazu ist es erforderlich, für einen Zeitraum von mindestens 12 Wochen auf Nahrungsmittel zu verzichten, die tierisches Eiweiß enthalten:

- Fleisch- und Wurstprodukte jeglicher Art
- Fisch
- Eier
- Milch- und Michprodukte.

Gleichzeitig sollten wir möglichst alles meiden, was darüber hinaus bei der Verdauung stark säurebildend ist:

- Weißer Industriezucker
- Brauner Zucker und Rohrohrzucker
- Limonaden und Cola
- Fertige Fruchtsäfte
- Süßgebäck und Süßspeisen
- Weißmehlgebäck (Brötchen, Weißbrot, Brezen usw.)
- Weiße Nudeln
- Süßigkeiten.

Damit tragen wir zur Entsäuerung des Organismus bei. Das begünstigt den Abbau der Eiweißspeicher und des Eiweißmülls.

Zum Abtransport der abgebauten Stoffe ist es außerdem ganz wichtig, dass wir ausreichend Flüssigkeit zu uns nehmen (mind. 2 - 3 Liter am Tag).

Eine Beschleunigung dieser Abbaumaßnahmen kann mit einer Blutegel-Therapie oder durch kleine Aderlässe erreicht werden. Näheres dazu erfahren Sie an anderer Stelle.

Außerdem sorgen wir dafür, dass der Körper nun alle Nährstoffe bekommt, die er für eine möglichst weitgehende Reparatur der „Flurschäden" braucht, die zweifellos entstanden sind, auch wenn sie bisher noch nicht zur Diagnose weiterer Krankheitsbilder geführt haben.

„Die Zivilisationskrankheiten des Mensch entstehen in der Hauptsache auf dem Wege der Ernährung und können auch nur auf dem Wege über eine richtige Ernährung ausgeheilt werden.“
(Hans Peter Rusch, 1906 - 1977)

Das erreichen wir, in dem wir natürliche Nahrungsmittel verwenden, die alle Vitamine, Spurenelemente, exogame Enzyme, Mineral- und Ballaststoffe bieten, die der Mensch braucht. Diese wirklich wichtigen Vitalstoffe können nicht künstlich hergestellt werden.

Sobald der Körper wirklich alle Vitalstoffe bekommt, die er braucht, beginnt er auf wundervolle Art und Weise damit, sich selbst zu heilen. Sinkende Blutdruckwerte erlauben uns nun in einem Zeitraum von 8 - 12 Wochen, Medikamente mit ihren verheerenden Nebenwirkungen auszuschleichen.

Auch die Kontrolle des Nüchtern-Blutzuckers bei Diabetikern zeigt in den meisten Fällen innerhalb dieser Zeitspanne bis in den Normalbereich sinkende Werte. Regelmäßige ausdauernde Bewegung wird unsere Bemühungen ebenfalls spürbar unterstützen.

Vielen Berichten aus dem Internet konnte ich entnehmen, dass Menschen durch dieselben Maßnahmen, sogar nach einem erlittenen Herzinfarkt oder Schlaganfall, wieder vollständig heil und gesund geworden sein sollen. Auch schwere Allergien und sogar manche Krebsleiden sollen damit einfach verschwunden sein.
Die aus weitgehend mit öffentlichen Mitteln finanzierte Forschung beginnt, sich aktuell diesem Thema etwas deutlicher anzunehmen.

So veröffentlichte die Zeitschrift „HausArzt“ in der Ausgabe vom 3. Quartal 2008, in Zusammenarbeit mit der Deutschen Herzstiftung, einen Beitrag über den Erfolg aktueller Untersuchungen mit Ernährungsumstellungen und ausdauernder Bewegung.

In den Grundschulen werden Unterrichtsstunden über gesunde Ernährung eingebracht. Wobei die Wichtigkeit von frischem Obst betont wird. Bis sich diese Entwicklung aber in die Therapiekataloge der Schulmedizin und damit in die ärztliche Praxen durchgesetzt hat, wird es vielleicht für viele Bluthochdruckpatienten zu spät sein. Allein in Deutschland leben etwa 20 Millionen Männer und Frauen mit zu hohem Blutdruck.

Professor Dieter Klaus (Internist, Mitglied im wissenschaftlichen Beirat der Deutschen Herzstiftung) berichtet gegenüber „Haus-Arzt", dass die Zahl der an Bluthochdruck erkrankten Patienten bis zum Jahr 2025 auf bis zu 30 Millionen steigen könne.

Es handelt sich hier um keine von der offiziellen Schulmedizin anerkannte Therapie. Aus diesem Grund wäre ein Arzt u.U. bei solcher Verordnung nicht versichert, wenn bei einem Patienten aus irgendwelchen Gründen Komplikationen auftreten würden. Außerdem scheinen die meisten Ärzte wohl Auseinandersetzungen mit ihrem Verband zu befürchten.

Eine Umstellung auf Vollwertkost wird zwar von vielen Ärzten als therapiebegleitende Maßnahme noch befürwortet. Dies schon deshalb, weil auch die meisten Krankenkassen gesunde Ernährungsweise in ihren Monatsschriften empfehlen. Jedoch werden nur wenige Ärzte für eine Eiweißabbautherapie zum Ausschleichen der Medikation oder gar als Ersatz für Medikation plädieren. Die ärztliche Berufshaftpflichtversicherung könnte in solchen Fällen möglicherweise das Haftungsrisiko auf den betreffenden Arzt abwälzen. Allein dieser Umstand scheint viele Mediziner derart zu verunsichern, dass sie auch dann, wenn der Blutdruck ohne Medikamente wieder vollständig im normalen Bereich ist, eine Fortsetzung der Pilleneinnahme empfehlen.

Ja und dann soll es auch Mediziner geben, denen aus wirtschaftlichen Gründen eine Erhaltung der Krankheit interessanter erscheint als die erfolgreiche Ausheilung. Haben Sie vielleicht einmal schon von einem solchen Fall gehört?

Die Situation in der Schwangerschaft

Bluthochdruck birgt für die Betroffenen ein hohes Risiko. In einer Schwangerschaft kann dieses Risiko für Mutter und Kind sehr gefährlich werden. Deshalb ist auch in solchen Fällen eine regelmäßige Überwachung des Blutdruckes sehr wichtig.

Bluthochdruck in der Schwangerschaft ist nicht immer gefährlich

Im letzten Drittel einer Schwangerschaft tritt manchmal sogenannter „Schwangerschaftshochdruck" mit leicht erhöhten Werten auf. Diese Form des Bluthochdrucks ist meist unkompliziert und endet etwa sechs Wochen nach der Geburt.

Leider gibt es kaum noch Gynäkologen, die hier gründlicher untersuchen und beobachten, bevor sie Medikation verordnen. Allzuoft kommt hier der Rezeptblock vorschnell zum Einsatz. Dadurch werden oft schon ungeborene Kinder unnötig den verheerenden Nebenwirkungen der Bluthochdruckmedikation ausgesetzt.

Allerdings liegt die Ursache dafür meist weniger bei den Ärzten als vielmehr in einem kranken Gesundheitssystem, vor allem in Deutschland. Wie soll sich denn ein Arzt oder eine Ärztin verhalten, wenn Personalkosten und Praxisfinanzierung bedient werden müssen, dabei aber für viele Einzelleistungen weniger abgerechnet werden darf als dafür an Kosten produziert wird? Verordnet der Arzt keine Medikamente, und es treten Komplikationen auf, dann ist seine Berufs-Haftpflichtversicherung möglicherweise auch noch von ihrer Leistungspflicht befreit.

Zusätzliche Selbstkontrolle

So hilft eigentlich auch hier nur regelmäßige Selbstkontrolle, soweit den Betroffenen dies möglich ist. Eine Medikation verordnet zu bekommen ist eine Sache. Diese dann auch tatsächlich einzunehmen, ist eine zweite Entscheidung, die in jedem Fall die Schwangere selbst treffen muss.

Komplikationsformen von Bluthochdruck in der Schwangerschaft

Weitere Formen von Bluthochdruck, die in der Schwangerschaft auftreten können, sind die Komplikationsfälle Präeklampsie, Eklampsie und HELLP Syndrom.

Präeklampsie (EPH-Gestose > umgangssprachlich auch Schwangerschaftsvergiftung) ist Bluthochdruck in Verbindung mit erhöhter Eiweißausscheidung im Urin. Oft begleitet von Ödemen (Wassereinlagerungen). Präeklamsie kommt bei etwa 6% aller Schwangerschaften in Westeuropa vor und tritt in der Regel erst nach der 20. Schwangerschaftswoche auf.

Neben den drei Hauptsymptomen (Wassereinlagerungen, Bluthochdruck und erhöhte Eiweißausscheidungen im Urin) klagen die Betroffenen oft auch über Schwindel, Kopfschmerzen, Benommenheit, Sehstörungen, Augenflimmern, sowie Übelkeit und Erbrechen. Darüber hinaus kommt es in 20% der Fälle auch zu erhöhten Leberwerten.

Eklamsie und HELLP Syndrom sind die schwerwiegendsten Formen von Bluthochdruck in der Schwangerschaft. Hier kann es bei der Mutter zu Krampfanfällen, Nierenschäden, Gehirn- und Leberblutungen auch mit Todesfolge kommen. Die ungeborenen Kinder sind meist in der Sauerstoffversorgung und im Wachstum gestört.

Ursachen nicht ausreichend erforscht

Die Ursachen für Bluthochdruck in der Schwangerschaft gelten immer noch als nicht ausreichend erforscht. Betrachtet man aber die Symptome genauer, dann fallen durchaus Parallelen zur essentiellen Hypertonie auf. Auch könnte eine der Hauptursachen sicherlich meist in grundsätzlich falscher Ernährung zu finden sein.

Süßes und saure Gurken

Eine beinahe bilderbuchähnliche Erscheinung schon zu Beginn einer Schwangerschaft ist der scheinbar unüberwindliche Heißhunger auf saure Gurken und Schokolade sowie auf allerlei Essbares, das überhaupt nicht zusammenpasst.

Bei genauerer Betrachtung signalisiert der Körper hier, dass ihm wichtige Nährstoffe fehlen. Die Schwangere registriert dies in Form von anfallartigen Hungerattacken. Da die Betroffenen auf Grund der allgemein degenerierten Ernährungsgepflogenheiten mit den gehaltvollen Lebensmitteln nicht vertraut sind, wird wenig differenziert. Die werdende Mutter hat sich zum Beispiel gerade mit allem Möglichen vollgefuttert, was greifbar war. Trotzdem wird sie weiterhin von einer scheinbar unstillbaren Gier nach etwas, von dem sie nicht weiß was es ist, regelrecht gequält.

Der Schlüssel liegt in der Lebensweise

Auch in der Schwangerschaft können Komplikationen durch Bluthochdruck von vornherein vermieden und gegebenenfalls ausgeheilt werden. Eine Umstellung der Ernährung auf Lebensmittel, die viel Vital- und Mineralstoffe wie Enzyme enthalten, bringt wahrscheinlich auch hier die Lösung.

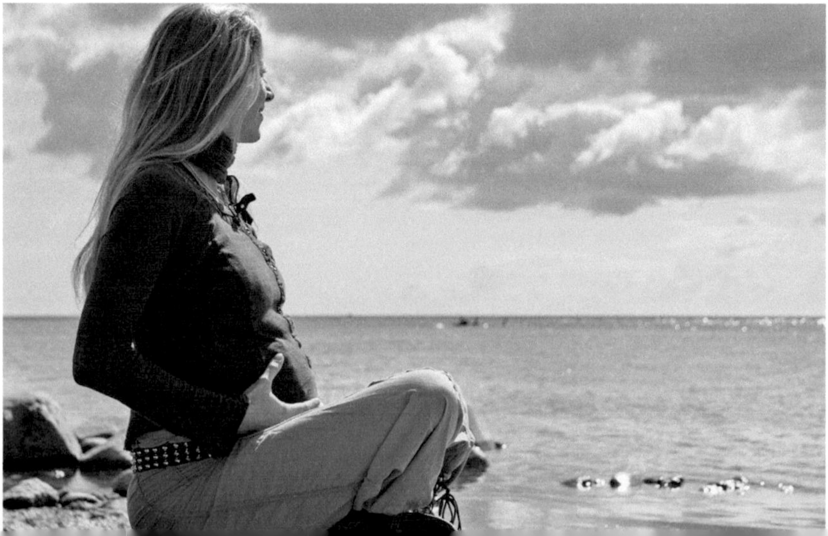

Grundsätzliche Maßnahmen

Ein Mindestmaß an Bewegung einhalten

So wie wir auf unsere äußere Körperpflege achten und uns regelmäßig waschen oder duschen, jeden Tag mindestens zweimal die Zähne putzen usw., genauso sollten wir auch auf eine innere Körperpflege bedacht sein. Auch unser Kreislaufsystem, sozusagen unser Kraftstoff- und Energieversorgungssystem, sollte sauber gehalten werden.

Dazu hält unser Körper eine ganze Armee von sogenannten „Gefäßputzersubstanzen" bereit. Diese werden in die Blutbahnen geschickt, sobald der Körper über einen Zeitraum von mehr als fünf Minuten ausdauernd bewegt wird. Ausdauernd bedeutet in diesem Fall ein Bewegungstempo, bei dem wir nicht in Atemnot kommen dürfen. Also viel Bewegung ist ratsam.

Für eine gründliche Reinigung wäre etwa eine Stunde täglich ideal. Täglich 30 Minuten sollten jedoch als Mindestpensum eingeplant werden. Damit hält man seine Blutbahnen nicht nur sauber, sondern auch geschmeidig.

Ideal ist ein straffer Spaziergang, bei dem man genau so schnell geht, dass man dabei gerade noch Sprechen könnte. Wer sehr gut trainiert ist, könnte auch Joggen. Sinn und Zweck der Übung ist aber in erster Linie, dass unser Blut gut mit Sauerstoff durchsättigt wird. Sobald wir außer Atem kommen und uns zu sehr anstrengen, nimmt der Körper nicht mehr genügend Sauerstoff auf und die „Reinigungskolonne" würde streiken. Wenn Sie sich im richtigen Tempo bewegt haben, merken Sie daran, dass Sie hinterher keinen Hunger verspüren.

Der Hintergrund dafür ist, dass Sie mit dieser Bewegungsart den Körper dazu bringen, Fett zu verbrennen und nicht Kohlehydrate. Die Fettverbrennung hat den zusätzlichen Nebeneffekt, dass Sie damit sehr gut abnehmen können. Unser Hauptzweck ist jedoch, dass zusammen mit dem Fett auch Schlackstoffe verbrannt werden, die der Körper auf anderem Wege nicht loswerden kann. Sie lagern sich im Bindegewebe und im Zellzwischengewebe als schwammartige Gebilde ab und bilden ebenfalls eine Ursache für hohen Blutdruck sowie für Herz- und Kreislaufkrankheiten.

Als optimale Sportarten für die Reinigung unseres Kreislaufsystems gelten Nordic-Walking oder im Winter Ski-Langlauf. In der Kombination von Beinarbeit mit Stockeinsatz werden alle relevanten Muskelgruppen im Körper gleichmäßig bewegt. Wer sich bislang nur wenig bewegt hat, sollte mit Walking (Spaziergang in strafferem Tempo) anfangen.

Wer völlig untrainiert ist, sollte erst einmal anfangen, sich grundsätzlich zu bewegen. Zu Beginn vielleicht einen Spaziergang von 15 - 20 Minuten. Den aber konsequent täglich oder sogar zweimal täglich. Allmählich sollten dann sowohl Dauer als auch Tempo gesteigert werden. Bereits 30 Minuten straffer Marsch senken den Blutdruck enorm für etwa 3 - 4 Stunden - hinterher in der Regel deutlich messbar.

Genügend Trinken

Ein weiterer einfacher Aspekt, den wir für unsere innere Körperpflege beachten sollten, ist eine ausreichende Flüssigkeitszufuhr. Die meisten Menschen trinken zu wenig. Dadurch wird der Körper mit Harnsäure angereichert, die sich in kristalliner Form im Körper ablagert. Zwei Liter Flüssigkeit am Tag sollten in Form von Wasser oder Tee getrunken werden.

Die ideale Flüssigkeitsmenge können Sie hier berechnen: http://heilmittel-nahrung.de/berechnen-sie-ihren-flussigkeitsbedarf.

Kaffee, in Maßen getrunken (z.B. morgens und nachmittags jeweils eine Tasse), ist nicht schädlich, sofern nicht Milch, Milchersatz oder Zucker zugegeben wird. Dasselbe gilt für schwarzen Tee.

Milch, Kondensmilch, Kaffeesahne verklumpen im Magen und sind für den Körper nur sehr schwer zu verarbeiten. Zucker, vor allem weißer Industriezucker, ist eines der schädlichsten Mittel, die leider immer noch verkauft werden dürfen. Roh-Rohrzucker ist aber auch nicht viel besser. Auch die künstlichen Zuckerersatzstoffe wie Cyclamat, Saccharin und dergleichen sind nicht zu empfehlen.

Alternativen u.a.: Süßen ohne Reue - siehe unter: http://suess-und-gesund.heilende-nahrung.de.

Müsli: Ideal ist das Rezeptbeispiel auf Seite 78.

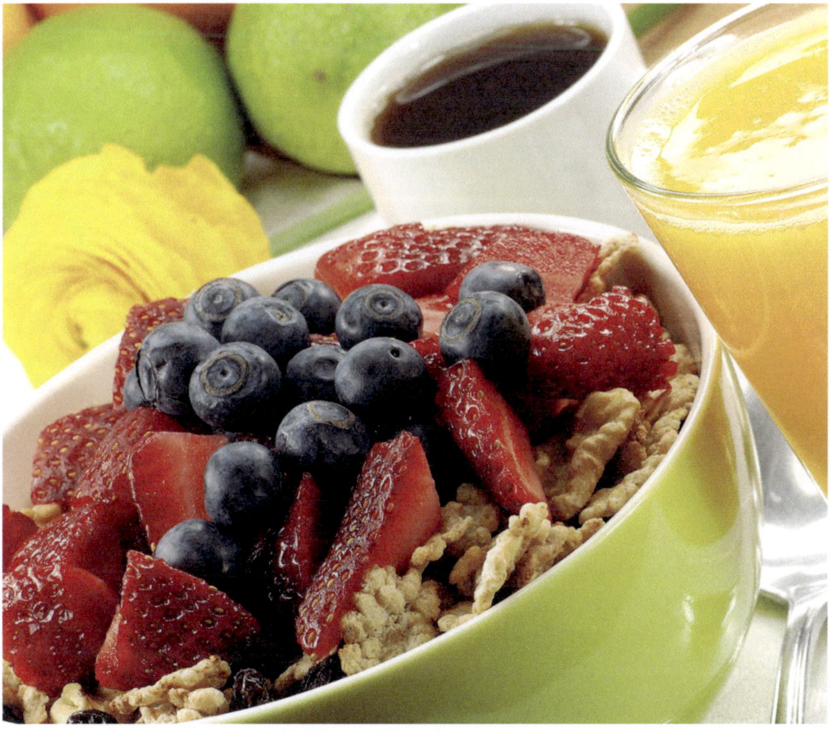

Eine einfache, aber grundlegende Umstellung der Ernährung

Wie wird denn in unserer Gesellschaft üblicherweise gegessen? Viele Menschen lassen sich durch die Alltagshektik treiben. Schnellimbiss, Fastfood, rasch zuzubereitende Fertiggerichte sind oft unser Alltags-Brot, aber auch unsere übliche Hausmannskost sieht nicht besser aus. Der Mensch in der heutigen Gesellschaft isst zu viel, zu fett und zu oft das Falsche. Aus dieser Form Lebensmittel kann der Körper keine Nährstoffe mehr entnehmen. Außer Zucker und Fett und vielleicht noch ein paar Mineralstoffen ist da nichts mehr, was zu verwerten wäre.

Die bei der Herstellung dieser Nahrung verwendeten Transfette kann der menschliche Körper überhaupt nicht verwerten. Der Organismus versucht das auszuscheiden, meist gelingt ihm das nicht vollständig. Also lagert er Bestandteile dieser Fette als Schlacken ein. In den Fettzellen, im Gewebe, an den Gefäßwänden und auch im Gehirn. Für den Abbau dieser Schlacken bräuchte der Körper ausreichend Ballaststoffe, Vitamine und vor allem aktive Enzyme. Diese Vitalstoffe werden ihm bei solchem Nahrungsangebot jedoch völlig vorenthalten.

Auch das Überangebot an tierischen Eiweißstoffen, die wir vielfach in Form von Fleisch und Wurst zu uns nehmen, ist für den menschlichen Organismus nur sehr schwer und, wenn überhaupt, dann nicht vollständig verwertbar. Hierfür wären ebenfalls in erster Linie viele aktive Enzyme notwendig und mangels dieser wird eingelagert. Die nicht verarbeitbaren Bestandteile tierischer Eiweiße bergen dabei noch eine zusätzliche Gefahr.

Sie lagern sich im Zellzwischengewebe ein und bilden dort einen Eiweiß-Schwamm. Diese Gebilde behindern den Transport von lebenswichtigen Stoffen zu den Zellen. Solange dieser Eiweißschwamm noch elastisch genug ist, kann er bei den heute üblichen, medizinischen Untersuchungsmethoden am lebenden Organismus schwer oder gar nicht festgestellt werden. Der menschliche Organismus ist ein Wunderwerk seines Schöpfers und erstaunlich lange Zeit in der Lage, derartigen Mangel aus seiner Substanz auszugleichen. Aber irgendwann sind alle Ressourcen verbraucht und das Abwehrsystem wird zunehmend wehrlos. Wer isst wie die meisten, wird auch krank wie die meisten.

In Sachen Bluthochdruck ist Deutschland in Europa einsamer Spitzenreiter. Außerdem weist Deutschland die höchste Schlaganfall-Sterblichkeit aus. In der Altersgruppe zwischen 25 - 29 Jahren hat bereits jeder vierte Mann und jede zehnte Frau zu hohe Blutdruckwerte. Mit dem Lebensalter steigt auch die Häufigkeit von Bluthochdruck. So leiden bei den über 60-Jährigen bereits 75% an Hypertonie.

Der Mensch hat gelernt, Vitamine künstlich herzustellen oder diese in Essenzen aus Obst und Gemüse zu extrahieren. Die viel wichtigeren Enzyme (Exogame) dagegen kann er bislang allerdings noch nicht herstellen. Ohne aktive Enzyme können wir weder natürliche noch künstliche Vitamine vollständig verwerten. Unbehandelte pflanzliche Lebensmittel enthalten Mineralstoffe, Vitamine sowie Enzyme. Just in dem Moment, in dem wir unser Essen zur Zubereitung erhitzen, sind die darin enthaltenen Enzyme in jedem Fall unbrauchbar geworden.

Um ca. 100 Gramm tierische Nahrungsmittel zu verarbeiten, braucht der Körper etwa die zehnfache Menge an enzymreichen, unbehandelten pflanzlichen Lebensmitteln. Mit anderen Worten - bei einem gesunden Menschen sollte maximal jede 10. Mahlzeit Fleisch oder Wurst beinhalten. D.h. also einmal in der Woche.

Darüber hinaus werden in der Ernährung sehr viele Stoffe verwendet, die Vitalstoffe zerstören oder den Körper daran hindern, diese aufzunehmen. Mit der schlimmste dieser Stoffe ist Zucker.

Aus medizinischer Sicht gelten fast alle heute bekannten Zivilisationskrankheiten als unheilbar. Das muss so sein, weil auch die

Medizin toter Masse kein Leben entringen kann. Mit Hilfe pharmazeutischer Mittel können diese Krankheiten bestenfalls für eine gewisse Zeit unter Kontrolle gehalten werden.

Aus biologischer Sicht sind dagegen fast alle dieser Krankheiten durchaus heilbar. Wenn dem lebenden Organismus ausreichend Gelegenheit geboten wird, seine natürlichen Selbstheilungsmechanismen in Gang zu setzen und zu stärken, dann verschwinden diese Krankheitsbilder einfach.

In der Praxis bedeutet dies für uns: Wenn wir uns darauf besinnen, unserem Körper in ausreichendem Maße lebendige Lebensmittel zur Verfügung zu stellen, also ausreichend frisches Obst und Gemüse, das noch alle Vitalstoffe enthält, dann tun wir für die Gesundheit genau das Richtige.

Rauchen einstellen

Nikotin ist ein Gift. Es erweitert beim Rauchen zunächst die Blutgefäße. Dadurch werden die „angenehmen Gefühle" verursacht. Nach dem Rauchen ziehen sich die Gefäße jedoch wieder zusammen und werden verengt. Dieser Zustand hält in der Regel viel länger an als die angenehmen Gefühle beim Rauchen und verursacht zunehmend unangenehmes Empfinden. Verlangen nach der nächsten Zigarette entsteht und wird stärker.

Wenn die Gefäße jedoch an sich schon durch Ablagerungen und dergleichen verengt sind, dann kann die durch Nikotin verursachte zusätzliche Verengung zu Gefäßverschluss führen oder auch zu anderen katastrophalen Folgen wie Herzinfarkt, Embolie und Schlaganfall.

Das Kohlenmonoxid, das beim Rauchen gebildet wird, bindet sich an die roten Blutkörperchen und macht das Hämoglobin zur Aufnahme von Sauerstoff unbrauchbar. Das nicht verwendbar gewordene Hämoglobin wiederum wird in die Gefäßwände eingelagert und verstärkt Gefäßverengungen.

Auf Alkohol erst einmal ganz verzichten

Alkohol ist ein Vitaminräuber und beraubt die Enzyme ihrer Hilfsstoffe, die Sie für den Heilungs- und Reinigungsprozess ganz dringend brauchen.

Steinsalz raus aus der Küche - Meersalz rein

Verwenden Sie auch Meersalz äußerst sparsam. Fünf Gramm pro Tag und Person sollte die Obergrenze sein. Ideal wäre es, wenn Sie mit drei Gramm auskommen könnten. Wiegen Sie mal nach, dann bekommen Sie ein Gefühl für diese Menge.

Zucker und Weißmehlprodukte möglichst meiden

Welche Maßnahmen hat man darüberhinaus?

Kleine Blutsenkungen mit oder ohne Blutegel

Hypertoniker haben oftmals zuviel Blut im Kreislauf, das der Organismus gebildet hat, um genügend Transportmittel für Sauerstoff und Nährstoffe bereit zu halten, als Ersatz für die mit tierischem Eiweiß und anderen Schadstoffen verklebten roten Blutkörperchen. Eine Senkung des Blutspiegels ist daher eine wertvolle Entlastung für den Druck in den Gefäßen. Dabei ist jedoch darauf zu achten, dass nicht zuviel Blut entnommen wird. Wenn nämlich auf einmal mehr als 120 ml aus dem Kreislauf entnommen werden, dann füllt der Organismus das System sofort wieder nach und der entlastende Effekt wäre verloren.

Eine Blutsenkung könnten Sie auch durch Ihren Arzt durchführen lassen. Das war früher einmal eine durchaus übliche Behandlungsmethode zur Unterstützung des Heilungsprozesses bei den verschiedensten Krankheiten.

Noch in den Siebziger Jahren wurde diese Therapieunterstützung in der damaligen Bundesrepublik Deutschland erfolgreich angewandt, u.a. in Militärkrankenhäusern sowie in Krankenabteilungen bei Bereitschaftspolizei und Bundesgrenzschutz. Damit wurde der raschen Ausbreitung von Infektionskrankheiten in Einrichtungen vorgebeugt, in denen viele Menschen auf engstem Raum zusammenleben müssen.

Heutzutage ist es jedoch sehr schwierig einen Arzt zu finden, der bereit ist, eine Blutsenkung in solch kleinen Einheiten durchzuführen. Heilpraktiker und Ärzte, die sich zusätzlich für Naturheilmethoden qualifiziert haben, sind hierfür jedoch leichter zugänglich.

Eine wertvolle Alternative bildet daher das Ansetzen von Blutegeln. Ein Blutegel (Hirudo medicinalis) saugt bei seiner Mahlzeit in einem Zeitraum von etwa 20 Minuten, der in Ausnahmefällen auch bis zu zwei Stunden dauern kann, etwa drei bis sechs ml Blut. Danach fällt der Blutegel ab. Die Wunde blutet noch mehrere Stunden nach und muss verbunden werden.

Die Nachblutung ist erwünscht. Sie ist ein wichtiger Teil der Therapie und dient auch der Wundreinigung. Insgesamt werden durch einen Biss etwa 30 - 40 ml Blut entnommen. Blutverlust bei der Blutegeltherapie ist jedoch nur ein Teil der heilenden Wirkung. Als fast noch wertvoller gilt ein Sekret, welches der Blutegel während seiner Mahlzeit in die Wunde abgibt. Das ist die reinste Heiltinktur. Bis zu 40 Inhaltsstoffe vermuten Forscher im Speichel der Tiere. Die Hauptbestandteile dieses Sekrets sind Hirudin und Calin. Das sind gerinnungs- und entzündungshemmende Stoffe. Sie verdünnen das Blut, wirken entkrampfend und fördern die Durchblutung. Andere Stoffe haben gefäßerweiternde und schmerzlindernde Wirkungen.

Für an Bluthochdruck leidende Menschen sind das sehr wertvolle Nebenwirkungen.

Viele der Bluthochdruckpatienten, vor allem ältere, leiden an Arthrosen und Rheuma. Hier leistet der Forscher Andreas Michalsen auf dem Gebiet der Egel-Therapie kostbare Arbeit. In der Abteilung für Naturheilkunde am Klinikum Essen-Mitte hat er bereits mehr als 2000 Arthrosepatienten erfolgreich behandelt.

Behandlungen durch Blutegeltherapie führen manche Heilpraktiker und vereinzelt auch Ärzte durch, die Naturheilkunde praktizieren. Der in der Einleitung erwähnte Bekannte von mir, über den ich erstmals von der möglichen Ausheilung von Bluthochdruck erfahren habe, läßt sich regelmäßig von seiner Ehefrau zwei bis drei Blutegel in Selbstbehandlung auf dem Rücken ansetzen. Er nutzt diese Eigentherapie zur Behandlung von Rückenschmerzen, die ihn in Folge eines Unfalls immer wieder aufsuchen. Eine Blutegel-Anwendung hilft ihm, rund zwei Monate lang nahezu schmerzfrei zu bleiben.

Blutegel sind jedoch extrem sensible Tiere. Man muss mit ihnen Umzugehen lernen. Die hilfreichen Sauger brauchen eine ruhige Atmosphäre und gedämpftes Licht. Sie dürfen nicht mit einer Zange angefasst werden, und die Haut, auf die sie gesetzt werden, sollte vorher von Cremes, Salben- und Parfümresten gründlich gereinigt werden. Am besten mit parfümfreier, medizinischer Waschlotion reinigen und mit viel Wasser nachspülen oder duschen.

Blutegel kann man über Apotheken oder auch über Internet Versand-Apotheken beziehen. Ein Preisvergleich lohnt sich. Die Preise für einen Egel variieren zwischen 3 und 10 €. Mit manchen Apotheken kann man auch gute Preisnachlässe aushandeln. Vor dem Ansatz sollten sich die Tiere am besten ein bis zwei Tage beruhigen können.

Jeder Egel wird nur einmal verwendet. Die Tiere können über die Apotheken an die Züchter zurückgegeben werden. Dort kommen sie in ein Rentnerbecken. Von einer Blutmahlzeit zehren diese genügsamen Tiere bis zu zwei Jahre lang.

Blutsenkungen mit 80 bis maximal 100 ml durch Arzt bzw. Heilpraktiker oder die Egeltherapie sollten etwa 8 mal in Abständen von jeweils einer Woche wiederholt werden.

Einfache aber hoch wirksame Atemübungen

Ihren Stoffwechsel können Sie zur Reinigung des Kreislaufsystems anregen, in dem Sie Ihr Blut mit mehr Sauerstoff anreichern.
Sauerstoff pumpen Sie am einfachsten durch Bewegung in Verbindung mit der richtigen Atemtechnik in Ihren Kreislauf.

- Die Grundübung

Richtiges Atmen lernen Sie am schnellsten auf folgende, ganz einfache Art und Weise:

Stellen Sie sich gerade hin oder nehmen Sie eine aufrechte Sitzhaltung auf einem Stuhl ein. Legen Sie Ihre Gefühlshand (Rechtshänder rechte Hand - Linkshänder linke Hand) auf Ihren Bauch, etwa in Höhe des untersten Rippenbogens. Die andere Hand auf Ihren Brustkorb, direkt unter dem Halsansatz.

Beginnen Sie nun langsam tief einzuatmen. Konzentrieren Sie sich darauf, dass zuerst das Zwerchfell gefüllt wird. Also die Bauchdecke unter Ihrer Gefühlshand.

Atmen Sie langsam weiter und spüren Sie, wie sich beim weiteren Einatmen der Brustkorb füllt.

Atmen Sie weiter, bis Sie den Eindruck haben , dass sich Ihre Lunge bis unter Ihre Schlüsselbeine gefüllt hat.

Atmen Sie nun langsam aus. Fühlen Sie dabei, wie sich zunächst die oberen Lungenspitzen, dann der Brustkorb und schließlich das Zwerchfell leeren.

Wiederholen Sie das ein paar Mal, aber bleiben Sie dabei locker. Versuchen Sie das keinesfalls perfekt hin zu bekommen. Spielen Sie ein wenig damit. Wenn Sie bei dieser Übung frei atmen konnten ohne sich anzustrengen, können Sie jetzt das richtige Atmen in Kombination mit Bewegung trainieren.

Lassen Sie Ihre Arme links und rechts am Körper locker hängen. Nun strecken Sie sie durch. Strecken Sie auch Ihre Finger. Beginnen Sie nun nach dem vorher beschriebenem Muster langsam einzuatmen. Heben Sie dabei die gestreckten Arme zur Seite und beschreiben damit einen Bogen, bis zur Decke. Atmen Sie solange ein, bis die Arme ganz oben sind.

Dann senken Sie die Arme langsam im selben Bogen zurück und atmen dabei ganz langsam aus.

Wiederholen Sie diese Übung mehrmals. Versuchen Sie dann Ihr Atemtempo zu kontrollieren, in dem Sie bei jedem Ein- und Ausatmen jeweils langsam und gleichmäßig bis 6 zählen. Also von 1 bis 6 einatmen und von 1 bis 6 ausatmen.

Machen Sie diese Atemübungen zweimal täglich und dehnen Sie die Übungen auf jeweils 20 Minuten Dauer aus. Verzögern Sie das Atemtempo schrittweise, indem Sie nach einiger Übung bis 7 zählen (1 - 7 einatmen, dann 1 - 7 ausatmen). Später bis 8 usw.. Die Obergrenze ist erreicht, wenn Sie von 1 - 12 einatmen und von 1 - 12 ausatmen.

- Atemübungen im Wasser

Wenn Sie sich nur eingeschränkt bewegen können, dann ist es vielleicht möglich, diese Atmung bei Bewegung im Wasser durchzuführen. Marschieren Sie in hüfthohem Wasser, nach etwas Training in bauchhohem Wasser. In diesem Fall nutzen Sie die Arme aber, um Ihr Gleichgewicht zu balancieren.

- Atemübungen beim Gehen

Wenn Sie sich uneingeschränkt bewegen können, dann könnten Sie die Übungen auch ganz leicht beim Gehen an frischer Luft durchführen. Legen Sie bequeme Kleidung an, nehmen Sie eine Uhr mit und gehen Sie spazieren!

Nehmen Sie eine etwas straffere Gangart, ungefähr so, als wenn Sie leicht unter Zeitdruck stehen und unbedingt noch einen Bus oder einen Zug erreichen wollen. Achten Sie aber darauf, dass Sie nicht außer Atem geraten. Gehen Sie im äußersten Fall so schnell, dass Sie währenddessen noch sprechen könnten. In dieser straffen Bewegungsart nimmt Ihr Organismus am optimalsten Sauerstoff auf. Beginnen Sie jetzt, während des Gehens, in gleich bleibendem Rhythmus ein- und auszuatmen.

Je nachdem, wie Ihre Konstitution ist, sollten Sie anfangen, z.B. mit 6 Schritten ein- wie 6 Schritten auszuatmen. Wenn Sie noch untrainiert sind, können Sie auch mit 5 Schritten oder sogar nur 4 Schritten anfangen. Wichtig dabei ist am Anfang nur der gleich bleibende Rhythmus. Lieber mit weniger Schritten anfangen als außer Atem kommen.

Verlangsamen Sie Ihren Atemrythmus, indem Sie die Schrittzahl zum Ein- und Ausatmen steigern. Also z.B. 8 Schritte einatmen und 8 Schritte ausatmen, dann 10/10. Steigern Sie das auf ebener Strecke bis maximal 12/12. Bei Steigungen können Sie das entsprechend reduzieren bzw. anpassen.

Dieser Spaziergang sollte mindestens 30 Minuten dauern. Wenn Sie trainierter sind und genügend Zeit haben, können Sie auch mehr als 30 Minuten marschieren. Nehmen Sie sich diese mindestens 30 Minuten möglichst jeden Tag.

Die alten Hausmittel

- Helles Licht

Auch Vitamin D ist ein natürlicher Blutdruckregulator. Dieses Vitamin ist einer der wenigen Vitalstoffe, die der Körper selbst produziert. Und zwar bei Lichteinwirkung.

Nutzen Sie sonnige Tage und halten Sie sich möglichst viel im Freien auf. Lassen Sie die Sonnenstrahlen auf Gesicht und Arme einwirken. Genießen Sie auch mal wieder einen Tag in Badekleidung im Freien. Nicht zu lange in der prallen Sonne. An einem sonnigen Tag ist die Lichtstärke im Schatten durchaus ausreichend.

Gehen Sie auch mal ins Solarium. Oder schaffen Sie sich eine Lichtdusche an. Helles Licht regt die Vitamin D Produktion im Körper an und reizt die Ausschüttung von Serotonin. Dieser Stoff wird auch als Glückshormon bezeichnet und hebt die Stimmung.

- Tees

Pfefferminztee hat ebenfalls blutdrucksenkende Wirkung. Dreimal täglich eine Tasse davon, unterstützt Ihre Selbstbehandlung.

Schwarzer Tee wirkt harntreibend und nimmt dadurch ebenfalls Druck aus dem Gefäßsystem.

Kräuterteemischung aus dem Kräuterladen oder aus der Apotheke
40 g Pfefferminz-Blätter
60 g Mistelkraut
20 g Kamillenblüten
40 g Steinklee

Davon 3 mal täglich 2 EL mit einer Tasse kochendem Wasser überbrühen, 10 Minuten ziehen lassen, absieben und trinken.

Kräutertee
50 g Misteln
50 g Weißdornblüten.

Für eine Tasse 1 EL mit heißem Wasser überbrühen, 10 Minuten ziehen lassen, dann absieben und trinken.

- Knoblauch, Zwiebeln, Zitronen und Öle, Honig & Co

Hacken Sie sich rohe Zwiebeln oder schneiden Sie sich rohe Zwiebelringe in Ihren Salat.

Täglich 2 Knoblauchzehen - wirken gefäßerweiternd und damit blutdrucksenkend.

Geruchsreduzierte Knoblauch-Kapseln
3 mal täglich 6 Kapseln.

Schwarzkümmel Öl
3 mal täglich 2 Tropfen in Ihren Tee mischen oder
2 Kapseln davon einnehmen.

Eine Brühe aus
1 Zitrone (ungespritzt mit Schale in Würfel schneiden)
2 Zehen Knoblauch (schälen und in Würfel schneiden
1 Zwiebel (schälen und in Würfel schneiden)
1 Liter Wasser.

Die Mischung etwa 7 - 8 Minuten kochen und abkühlen lassen. Jeweils morgens und abends 1/2 Tasse davon mit 1 TL kaltgepressten Olivenöl und einer ganz kleinen Prise Meersalz verrühren und trinken.

- Heilmittel Honig

Kaltgeschleuderter Honig vom Imker ist Medizin aus der Schatzkiste von „Mutter Natur". Als Presshonig oder Schleuderhonig enthält er zahlreiche Vitamine und Enzyme.

Industriell abgefüllter Honig ist hitzebehandelt und aus gesundheitlichen Aspekten völlig wertlos. Kaufen Sie daher lieber kaltgeschleuderten oder kaltgepressten Imker-Honig im Geschäft oder direkt beim Imker. Sie können morgens und abends jeweils 1 TL davon einnehmen. Oder süßen Sie damit lauwarmen oder kalten Tee. In heißem Tee würden die Vitamine und Enzyme des Honigs sofort zerstört.

- Blütenpollen

Der Pollen ist das männliche Geschlechtsorgan der Blüte, ein winziges, von einer Schale umgebenes Körnchen. Pollen ist ein regelrechter Vitamin-, Mineralstoff- und Aminosäuren-Container. Er enthält nahezu alle Vitamine, die der menschliche Organismus benötigt, sagen Wissenschaftler.

Nehmen Sie einmal am Tag 1 EL davon in den Mund und lassen Sie den Pollen in Ihrem Speichel auflösen, bevor Sie ihn schlucken. Alternativ können Sie die Pollensubstanz auch in einem Getränk auflösen, das nicht wärmer als Zimmertemperatur ist. Für eine Vitalstoff-Kur können Sie 3 x täglich 1 EL einnehmen. In Verbindung mit Kaffee oder schwarzem Tee kann der Körper die meisten Vitamine nicht verstoffwechseln. Deshalb sollten Sie zwei bis drei Stunden vor und nach der Einnahme von Blütenpollen weder Kaffee noch schwarzen Tee genießen.

- Gelee Royal

Gelee Royal wird auch als die Muttermilch der Biene bezeichnet. Es handelt sich dabei um den klebrigen, dickflüssigen Saft, den Bienen zwischen ihrem sechsten und zehnten Lebenstag aus ihrer Futtersaftdrüse absondern. Jungbienen, die zur Königin herangezogen werden, erhalten in ihren ersten Lebenstagen ausschließlich diese Kraftnahrung.

Als Anwendung zur Senkung von erhöhtem Blutdruck sollte eine Tagesgabe etwa 0,3 Gramm betragen.

- Warme Vollbäder

Auch sehr warme Vollbäder, wie man sie zum Ausschwitzen bei Erkältungskrankheiten kennt, sind sehr hilfreich. Zweimal pro Woche sehr warme Vollbäder, über vier Wochen lang durchgeführt, zeigen eine bemerkenswerte Wirkung gegen zu hohen Blutdruck.

Füllen Sie die Wanne etwa mit 2/3 der warmen Wassermenge, die Sie normalerweise brauchen. Setzen Sie sich in die Wanne, legen Sie sich zurück und gewöhnen Sie sich ein bis zwei Minuten an die Temperatur. Drehen Sie dann das heiße Wasser auf und lassen Sie die Wanne bis zur maximalen Füllhöhe voll laufen.

- Schüßler Salze

Der Arzt Wilhelm Heinrich Schüßler entwickelte Mitte des 19. Jahrhunderts eine Therapie zur Heilung gestörter biochemischer Prozesse im Körper. Er beschränkte sich dabei auf die Potenzierung von 12 Mineralsalzen, die im menschlichen Körper vorkommen. Schüßler nahm damals an, dass Krankheiten auf der Grundlage gestörter biochemischer Prozesse entstünden und durch eine Zugabe fehlender Mineralsalze aus dieser Gruppe ausgeheilt werden können.

Heute weiß man, daß Wilhelm Schüßler damit zwar auf der richtigen Spur war, das Gebiet der Vital- und Mineralstoffe jedoch wesentlich komplexer ist.

Zur Unterstützung einer Selbstbehandlung erscheinen diese Salze jedoch hervorragend geeignet, da sie keine Nebenwirkungen erzeugen.

Schüßler Salze sind frei verkäuflich. Sie können deshalb sowohl über Apotheken und Reformhäuser als auch über Internet Versandhandel bezogen werden.

Die folgenden Schüßler-Salze werden gegen Bluthochdruck eingesetzt:

Nr. 3 Ferrum Phosphoricum
Nr. 5 Kalium Phosphoricum
Nr. 7 Magnesium Phosphoricum
Nr. 8 Natrium Chloratum
Nr. 15 Kalium Jodatum
Nr. 16 Lithium Chloratum
Nr. 25 Aurum Chloratum Natronatum.

Es sollten eines bis maximal drei dieser in Frage kommenden Salze zur Therapie angewendet werden - fragen Sie Ihren Arzt oder Apotheker. Normalerweise 3 mal täglich 1 - 3 Tabletten. Die Tabletten einzeln einnehmen und langsam im Mund zergehen lassen. Am ersten Tag der Anwendung nimmt man jeweils die doppelte Menge.

Zur Hochdosierung nimmt man entweder 6 x täglich 1 - 3 Tabletten oder alle 10 Minuten 1 Tablette, Rücksprache mit dem Arzt bzw. Apotheker ist ratsam.

Alle diese Hausmittel können Ihren Bluthochdruck lindern oder vorübergehend auch auf ein normales Maß senken. Eine grundlegende Umstellung Ihrer Ernährung sowie der gesamten Lebensweise ist jedoch unumgänglich, wenn Sie die mit hohem Blutdruck einhergehenden Gefahren wirklich dauerhaft bannen wollen.

Ein Kräuterchen hier, ein Mittelchen da und hin- und wieder mal ein wenig Bewegung. Dies alles wäre bequem und einfach. Aber es dürfte zur dauerhaften Ausheilung nicht ausreichen.
Auch ich bin ein normaler Mensch, der - wie die meisten ande-

ren auch - zur Bequemlichkeit neigt. Wenn man so ein Mittelchen gefunden hat, das die gewünschte Wirkung für den Augenblick zeigt, dann wünscht man sich gerne auch ein Verweilen in diesem Zustand für länger.

Jetzt nichts weiter verändern. Hilft ja auch so bis jetzt. Zu gerne gibt man sich den eigenen Gedanken hin und läuft große Gefahr, das eigentliche Ziel aus den Augen zu verlieren.

Das persönliche Ziel war die vollständige Ausheilung der Ursachen meines Bluthochdrucks. Nicht nur die Linderung.

Man muss sich immer wieder vor Augen führen: Dieselben Umstände und Ursachen, die den Bluthochdruck hervorgerufen haben, führen in der Regel auch zu den noch schlimmeren Folgeerkrankungen: Diabetes, Rheuma, Arthrose, Herzinfarkt, Schlaganfall und bis hin zu Demenz und Alzheimer.

Die vielen Schlacken, die unsere falsche Ernährung und Lebensweise in unserem Körper zurück lässt, müssen ausgeschieden werden. Damit wir uns vor größerem Schaden bewahren können.

Die Bluthochdruck-Medikamente können die Entwicklungsprozesse dieser Krankheiten allemal vielleicht verlangsamen. Aufhalten oder gar heilen können diese Präparate jedoch keine dieser Entwicklungen. Im Gegenteil, je länger man sich der Bequemlichkeit einfacher Pillen-Einnahme hingibt, um so mehr steigt das Risiko für diese verheerenden Folgeerkrankungen.

Die allermeisten dieser Krankheiten sind zwar ebenfalls mit derselben Grundlage ausheilbar, verlängern aber die Genesungsdauer insgesamt.

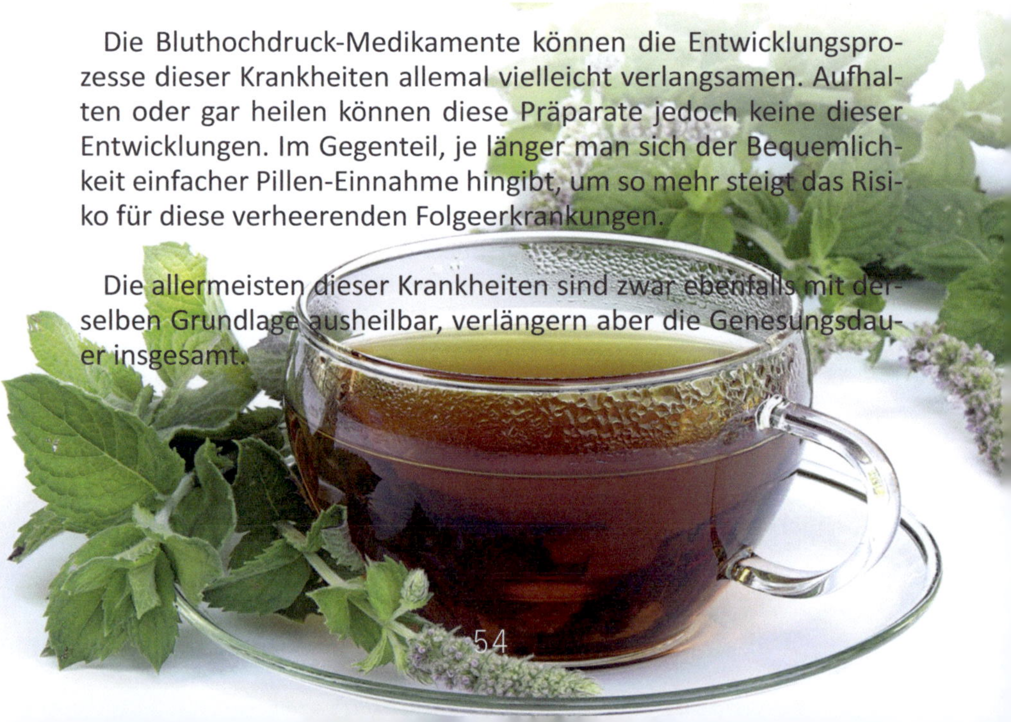

Sinnvolle Ernährung bei Bluthochdruck

Kurz gesagt, die Ernährung muss vor allem in der Ausheilungsphase zurückgeführt werden auf naturbelassene, vitalstoffreiche Lebensmittel.

Am besten vermeiden

Es bedeutet grundsätzlich völligen Verzicht auf folgende Nahrungsmittel und Zusätze:

Alle Weißmehlprodukte, wie

- Kuchen und andere Süßgebäcke
- Brötchen, Weißbrot, Toast
- Reis
- Butter
- Margarine.

Weißer Zucker, Rohzucker, Rohrohrzucker, chemische Süßstoffe

- Gesüßte Limonaden
- Fruchtsäfte
- Alle Fertiggerichte, Fertigprodukte
- Jegliche Konserven.

In der Intensivphase der Ausheilung sollten Sie außerdem folgende Lebensmittel meiden:

- Mischbrot, Graumehlprodukte wie Roggenbrot, Roggengebäck etc.
- Alle warmen, gebratenen, gegarten, gedünsteten, gekochten oder unter sonstiger Hitzeeinwirkung zubereiteten Speisen (Ausnahme: in der Schale gekochte Kartoffeln)
- Milch und jegliche Milchprodukte, wenn hitzebehandelt
- Sämtliche Wurst- und Schinkensorten
- Eier in jedweder Form und Zubereitung.

Frühstück

Das Frühstück besteht unabdingbar aus einem frisch zubereitetem Müsli aus folgenden Zutaten:

- Keimfähiges, unbehandeltes Getreide
- Ganze Nüsse
- Sonnenblumenkerne
- Kürbiskerne
- Leinsamen
- Apfel
- Banane
- Auswahl aus verschiedensten Obstsorten
- Leinöl
- Als Gewürze: Zimt, Kardamom, Vanille.

Alle Zutaten dürfen erst zum Verzehr zubereitet werden. Fertige Mischungen, die vorgemahlen oder vorab schon zerkleinert sind, haben meist kaum heilende Wirkung und sind daher für unsere Zwecke völlig wertlos.

Sie müssen nicht nach Asien, um frische, geeignete Lebensmittel zu finden.

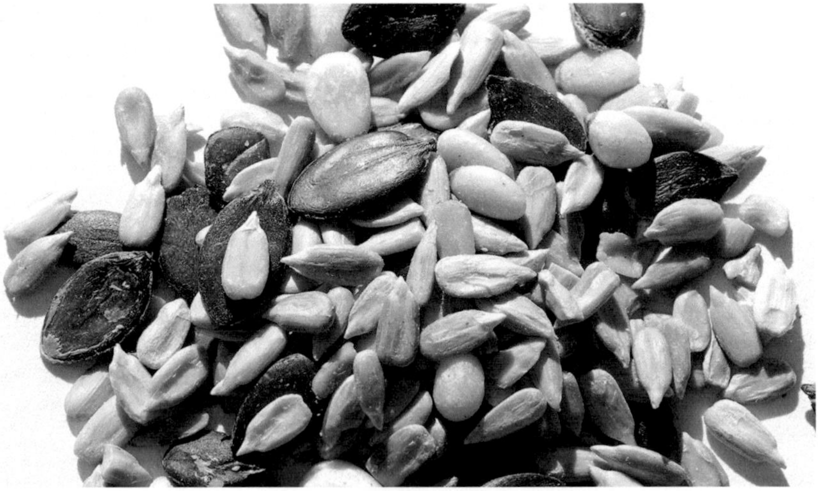

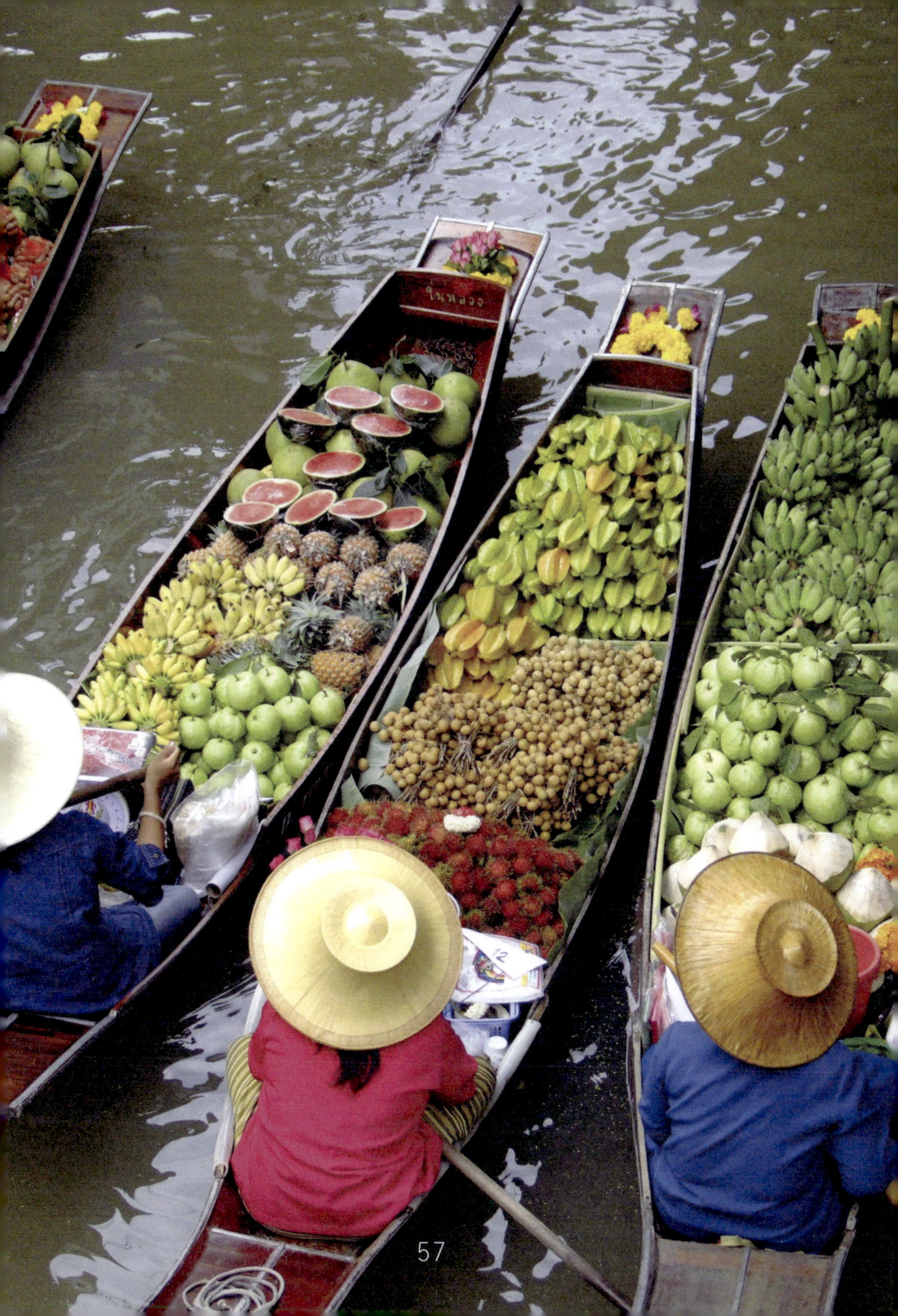

Mittag und Abendessen

- Überwiegend grüne Blattsalate
- Tomaten, Gurken, Paprika
- Evtl. scharfe Chili Schoten
- Wurzelgemüse
- Mungobohnensamen
- Linsen
- Senfkörner
- Grüne Blattgemüse
- Weißkohl, Rotkohl, Chicoree
- Frische Champignons
- Frischer Spargel
- Kartoffeln
- Alle möglichen Frisch-Kräuter
- Vollkornbrot oder Vollkorn-Knäckebrot
- Hefefreies Sauerteigbrot
- Zitronen
- Essig
- Kaltgepresstes Olivenöl
- Als Gewürze:
  - Echtes Meersalz ohne künstliche Zusätze
  - Schwarzer Pfeffer.

Die Getränke

- Wasser
- Mineralwasser (möglichst natriumarm)
- Früchtetee
- Kräutertee.

Unschädlich sind:

- Bis zwei große Tassen Kaffee am Tag
  - ohne Zucker und ohne Milch oder Milchersatz
- Zwei große Tassen schwarzer Tee am Tag

- ohne Zucker und ohne Milch oder Milchersatz.

Geräte und Produkte für die Zubereitung

- Getreidemühle mit Stein Mahlwerk, motorbetrieben oder als Handmühle
- Evtl. Flockenquetsche
- Küchenmaschine und / oder Schlagmühle (Zerkleinerer) zum Zerkleinern von Nüssen, ölhaltigen Samen und Kräutern
- Apfel- oder Obstspalter
- Gemüsehobel
- Keimgerät
- Evtl. Saftpresse
- Küchenwaage
- Messbecher.

Getreidemühle, Flockenquetsche

Als ganze keimfähige Körner sind Getreide lebendige Konserven. In diesem Zustand können sie - ohne Verlust der Vitalstoffe - trocken gelagert werden. Sobald die Schalen der Getreidekörner jedoch verletzt sind, beginnt der Oxidationsprozess an der Luft. Ähnlich wie bei einem angeschnittenen Apfel, der sich schon nach kurzer Zeit verfärbt. Ist die Schale erst einmal aufgebrochen, beginnen die im Getreide enthaltenen Vitamine sowie die Enzyme schon nach wenigen Stunden abzusterben.

Getreide sollte deshalb erst vor der Zubereitung der Mahlzeiten frisch gemahlen, geschrotet oder geflockt werden. Eine Getreidemühle zum Mahlen oder Schroten sollte am besten über ein Stein Mahlwerk verfügen. Mahlwerke verlieren beim Zerkleinern der harten Getreidekörner partikelweise Abbrüche an den Mahlflächen. Die Vitalstoffe in den Körnern könnten dadurch Schaden leiden. Außerdem haben Stein Mahlwerke eine wesentlich längere Lebensdauer.

Ob Sie eine elektrische Getreidemühle oder eine Handmühle bevorzugen, entscheiden Sie möglicherweise anhand des Preises sowie auf Grund der zu schrotenden Menge.

Für das Morgenmüsli braucht man pro Person etwa 60 - 70 g Getreideschrot. Wenn Sie das mit der Hand schroten, benötigen Sie dafür etwa 1 - 2 Minuten. Für diese kleinen Mengen, oder auch für unterwegs, ist eine Handmühle (z.B. als Rucksackmühle) vollkommen ausreichend.

Wenn Sie nach der Ausheilungsphase zu einer weniger strengen Variante der Vollwertkost übergehen, dann werden Sie die Mühle in der Regel häufiger brauchen. Der Gebrauch einer Handmühle artet spätestens ab diesem Zeitpunkt sehr schnell in harte Arbeit aus. Getreidemühlen sind sehr robuste und langlebige Küchengeräte.

Wenn Sie für Ihr Müsli Getreideflocken bevorzugen, dann benötigen Sie zum Quetschen der Körner eine Flockenquetsche mit Stahlwalzen. Diese Geräte sind auch als handbetriebene Quetschen relativ große Tisch-Standgeräte und daher für unterwegs nicht geeignet.

Ich selbst habe mir am Anfang zuerst eine Rucksack-Handmühle gekauft, weil ich für meine Tätigkeit im Außendienst auf jeden Fall etwas für unterwegs brauchte. Nachdem sich dann der Erfolg der Ernährungsumstellung deutlich zeigte, habe ich mir noch eine elektrische Getreidemühle angeschafft.

Küchenmaschine - Schlagmühle

Für das Zerkleinern von Nüssen und ölhaltigen Samen sowie Obst brauchen Sie einen Zerkleinerer oder eine Küchenmaschine mit Schlagmesser (z.B. Moulinette oder so). Für eine einzelne Person leistet ein Zerkleinerer (je nach Hersteller auch Schlagmühle genannt) brauchbare Dienste. Ca. 30 - 50 Gramm Nüsse können

Sie damit ohne weiteres für Ihr Frischkornmüsli fein mahlen. Bei größeren Mengen bleibt öfters eine Nuss oder eine Mandel im Schlagmesser hängen. Die Elektromotoren bei Geräten dieser Größenordnung sind relativ schwach und haben bei größeren Mengen Mahlgut nicht die Kraft, dieses zu durchschlagen. In diesem Fall muss man jeweils öffnen, das Messer herausnehmen und die Nuss entfernen.

Deshalb ist auf Dauer eine kräftigere Küchenmaschine, wie die Moulinette oder auch andere Marken, hier wesentlich komfortabler. Auch im Hinblick auf die Vielfalt der Anwendungsmöglichkeiten für die lockereren Vollwertkost-Varianten nach der Ausheilung ist ein kräftigeres Gerät empfehlenswert.

Apfel- oder Obstspalter

Dieses kleine Hilfsmittel erlaubt Ihnen, einen Apfel mit einem Druck in acht gleichmäßige Teile zu zertrennen sowie gleichzeitig das Kernhaus zu entfernen. Anschließend lassen sich die Apfelschnitten bequem und rasch mit dem Zerkleinerer oder in der Küchenmaschine bearbeiten.

Gemüsehobel

Für die Mittags- und Abendmahlzeiten werden grüne Blattsalate und zerkleinerte Wurzelgemüse gemischt. Damit Sie Salatgurken, Tomaten, Karotten, Rettich, Sellerie und andere Gemüse mundgerecht zerkleinern können, benötigen Sie einen Gemüsehobel.

Nachdem ich hier die verschiedensten Fabrikate durchprobiert hatte, landete ich schließlich beim „Deutschen V-Hobel“. Mit diesem praktischen Helfer lassen sich ziemlich alle Gemüsearten im Handumdrehen mundgerecht schneiden, und es sieht gut aus.

Keimgerät

Zur notwendigen Deckung des Eiweißbedarfs ist es unabdingbar, Hülsenfrüchte wie Mungobohnen, Linsen oder Kichererbsen anzukeimen. Die Keimlinge können Sie jeweils Ihrer Salatmischung beimengen. Etwa ab der vierten Woche brauchen Sie ungefähr 30 - 50 Gramm dieser Keimlinge täglich.

Hülsenfrüchte sind wie Getreide Oberflächenkeimer. Daher wird eine entsprechende Menge Hülsenfrüchte in Wasser über Nacht angeweicht. Am nächsten Morgen sind die Früchte gut zu spülen und dann auf einem Vlies oder Küchenrolle auszubreiten. Jetzt müssen die Früchte bei Zimmertemperatur gut feucht gehalten werden. Nach etwa 3 - 4 Tagen sind die kleinen weißen Keime etwa einen halben bis einen ganzen Zentimeter lang.

In diesem Zustand haben Sie unvorstellbare Mengen an Vital- und Mineralstoffe entfaltet und gelten als schmackhafte Beilage für Ihren Salat. Damit sich in diesem feuchten Klima keine Schimmelpilze bilden können, mischt man den Hülsenfrüchten bereits beim Anweichen Senfkörner bei und lässt diese mit keimen. Auch Senf hat zahlreiche wertvolle Vitamine und andere Vitalstoffe. Außerdem bringen die enthaltenen Senföle eine würzige Note in die Mahlzeiten.

Wer außer an Bluthochdruck noch an anderen begleitenden Krankheiten leidet, hat überdies einen größeren Enzymbedarf. Es gibt in kaum einem anderen Lebensmittel eine höhere Enzym-Konzentration wie in jungem, etwa 5 - 7 cm langem Weizengras. Hierzu werden Weizenkörner gekeimt. Anschließend lässt man sie zu Gras heranwachsen. Das Gras kann als Salatbeilage gegessen werden.

Auf Grund der etwas rauheren Oberfläche der dünnen Weizengrasblätter entspricht dies aber nicht jedermanns Geschmack. Deshalb ist es praktikabler, diesen Gräsern Weizengrassaft auszupressen. Diesen Saft kann man mit Wasser oder Mineralwasser verdünnen und trinken - das ist ein wahrer Kraft- und Vitalcocktail. Weizengras enthält neben vielen Vitaminen und Enzymen auch einen hohen Anteil an für den menschlichen Organismus gut verwertbarem Calcium. Deshalb ist es auch eine wertvolle Alternative zu grünem Blattsalat in der Wintersaison, wenn grüne Blattsalate sehr teuer oder kaum zu bekommen sind.

Hülsenfrüchte und Senfkörner können Sie auch in kleinen Schüsseln ankeimen lassen. Mit der Zeit wird diese Prozedur jedoch etwas umständlich erscheinen. Darum ist die Anschaffung eines Keimgerätes sehr bald sinnvoll. Ein einfaches Keimgerät besteht in der Regel aus mehreren Schüsseln, die auf den Innenböden Noppen haben und über einen Wasserüberlauf verfügen. Diese bilden einen Abstand zwischen Gefäßboden und Vlies. Dadurch werden die Keimlinge gleichmäßig feucht gehalten, ohne im Wasser zu liegen. Die Schüsseln werden aufeinandergetürmt. So kann man zur Befeuchtung Wasser in die Öffnung der obersten Keimschüssel füllen und es läuft jeweils über den Überlauf bis zur untersten Schüssel durch. Ganz unten befindet sich eine Auffangschale für überflüssiges Wasser.

Keimgeräte gibt es aus Ton oder auch aus durchsichtigem Kunststoff. Ich persönlich bevorzuge die letztere Ausfertigung, weil ich beim Gießen besser sehen kann, ob und wann genügend Wasser in allen Etagen ist.

Saftpresse

Zum Pressen von Weizengrassaft sowie zur Herstellung von Gemüsesäften ist eine Saftpresse erforderlich.

Zur Ausheilung von Bluthochdruck allein ist ein solches Küchengerät nicht erforderlich. Wenn zu Bluthochdruck jedoch weitere Begleitkrankheiten hinzugekommen sind, dann scheint eine Erwägung über die Anschaffung einer Presse durchaus sinnvoll. Zum

Beispiel zur Selbstbehandlung bei Rheuma, Arthritis, Arthrose, Hüftgelenkschäden, Gallen- und Nierensteinen sowie bei Drüsenerkrankungen und bei Krebsleiden.

Der erste Einkauf

Für den Einstieg brauchen Sie neben den erwähnten Küchengeräten nun auch die wichtigsten Lebensmittel.

Möglicherweise haben Sie schon einen Teil der erforderlichen Küchengeräte zu Hause. Was noch fehlt, können Sie im normalen Haushaltswarengeschäft oder in Waren- oder Versandhäusern kaufen. Die spezielleren Geräte wie Getreidemühlen, Keimgeräte und Saftpressen gibt es im Fachhandel sowie via Internet.

Die Lebensmittel können Sie im Bioladen oder Bio-Supermarkt kaufen. Aber auch die meisten Lebensmitteldiscounter haben mittlerweile Bioabteilungen. Der Einkauf von Gemüse und Salaten in schadstoffarmer bzw. schadstofffreier Bioqualität wird vielerorts heftig diskutiert. Hier muss jeder selbst die Entscheidung für sich treffen, wo er einkauft. Ich selbst kaufe diese Dinge - zumindest in der kalten Jahreszeit - überwiegend im normalen Supermarkt ein, allerdings versuche ich darauf zu achten, Samen tragende Ware zu bekommen.

In der wärmeren Jahreszeit bevorzuge ich die Saison-Angebote von Gärtnereien aus der Umgebung, die mit ihren Verkaufsständen auf den Wochenmärkten vertreten sind. Im gesamten mitteleuropäischen Raum findet man hier oft gute und saubere Qualität zu günstigen Preisen.

Auch der eigene Garten, sofern man darüber verfügt, bietet Möglichkeit zum Anbau reinster Bioqualität. Wer selbst Gemüse, Obst und Salat im eigenen Garten anbaut, der weiß ein Lied davon zu singen, dass viele Salate und Gemüse zur selben Zeit reifen und diese Mengen von den Hobbygärtnern gar nicht selbst verzehrt werden können. Wenn Sie so jemand kennen, dann greifen Sie zu. Die meisten Hobbygärtner sind froh, wenn sie die Frucht ihrer Arbeit mit jemandem teilen können, der diese reine Qualität zu schätzen weiß.

Wichtige Anmerkung zur Qualität Ihrer Lebensmittel

Seit einigen Jahren kommen vor allem über die Supermärkte immer mehr Hybriden auf den Markt. Hybriden sind Obst- und Gemüsesorten, die entweder keine Samen mehr tragen oder deren Samen unfruchtbar sind. So werden wir zunehmend mit kernlosen Orangen, kernlosen Weintrauben, kernlosen Äpfeln usw. „beglückt". Es mag angenehmer und vor allem bequemer sein, wenn man z.B. Orangen oder Mandarinen essen kann, ohne sich Kerne aus dem Mund pulen zu müssen. Gesund ist das aber weniger.

Der Unterschied lässt sich vom Laien auch am Eigengeschmack der Sorten ermessen. Beißen Sie doch mal in einen billigen „Wasser-Hybrid-Apfel" und zum Vergleich in einen Bio Apfel. Wenn Sie in Ihrem Garten über einen eigenen Apfelbaum verfügen, dann wissen Sie von vorneherein, wovon ich rede.

Der bessere Eigengeschmack weist auch auf einen höheren Gehalt an wertvollen Inhaltsstoffen hin. Sicher, Bioobst und unbehandeltes Obst aus dem eigenen Garten sieht oft nicht so schön aus. Diese Früchte sind überwiegend kleiner. Zum Beispiel zeigen Äpfel oder Birnen manchmal schwarze oder braune Flecken, die vielleicht nicht so appetitlich anmuten.

Schneiden Sie einen Apfel mal an so einem Fleck auf. Sie werden feststellen, dass die Flecken in den meisten Fällen nur auf der Schale sind. Darunter befindet sich unbeschädigtes, gesundes, vitalstoffreiches und wohlschmeckendes Fruchtfleisch.

Gurkensalat ohne Samenkerne ist sicher angenehmer im Mund als eine samenreiche Gärtnergurke. Aber mit den Kernen wurden auch Vitamine und Enzyme geringgezüchtet.

Bioware und Gärtnerware ist im allgemeinen teurer als normale, herkömmliche Supermarktware. Ist das so, weil die Supermarktware billiger produziert werden kann? Vermutlich eher deshalb, weil die übliche Supermarktware aus unüberschaubar vielen Kanälen subventioniert wird. Und um die Erzeugerpreise wird - das kann man sich vorstellen - entsprechend hart verhandelt.

Bioprodukte werden manchmal diffamiert. Sie hätten genauso viele Schadstoffe wie Supermarktware, wird unterstellt. Hier würde uns nur das Geld für ein besonderes Etikett aus der Tasche gezogen usw.. Es mag durchaus sein, dass Biotomaten, Gärtnergurken & Co manchmal auch schadstoffbelastet sind. Aber diese Produkte haben auf jeden Fall mehr Vitamine und Enzyme als die relativ billig angebotenen Hybriden aus so manchen Regalen.

Der menschliche Organismus braucht aktive Enzyme, damit er die Schadstoffe zur Ausscheidung über Urin, Kot und Schweiß aufbereiten kann. Und aus diesem Blickwinkel betrachtet, sind die billigen Hybriden eher kritisch zu betrachten. „Preiswert" sind diese für den Verbraucher keinesfalls.

Fazit: Achten Sie deshalb auch bei Ihrem Einkauf auf gute fruchtbare Qualität. Die gibt es mitunter auch beim Discounter. Aber man sollte etwas genauer hinsehen.

Die wichtigsten Vorräte

- Keimfähiger Weizen (erhältlich ab 1 kg)
- Geschälter Hafer (erhältlich ab 1 kg)
- Sechskorn Mischung (6 verschiedene Getreidesorten)
- Ganze Haselnusskerne
- Ganze Mandelkerne (süß)
- Walnusskerne
- Pinienkerne

- Cashewkerne
- Sonnenblumenkerne, geschält
- Kürbiskerne, geschält
- Leinsamen
- Hülsenfrüchte zum Ankeimen
  - Mungobohnen
  - verschiedene Linsensorten
  - wahlweise Kichererbsen
- Andere Samen zum Ankeimen
  - Senfkörner
  - Radieschen
  - Kresse
  - Rettich
  - Amaranth

- Gewürze zur Müsli-Zubereitung
  - Zimt, Vanille, Kardamom

- Gewürze für Salate
  - Reines Voll-Meersalz
  - Schwarzer Pfeffer
  - Koriander
  - Kümmel

- Leinöl (wichtige Omega 3 Fettsäuren) möglichst kaltgepresst. Kaufen Sie hiervon nicht zu viel auf einmal. Sie brauchen maximal 1 EL am Tag, und das Leinöl ist nicht lange haltbar.

- Kaltgepresstes Olivenöl (nativ extra oder vergine extra)
- Weinessig, evtl. Apfelessig
- Evtl. Balsamico
- Ungespritzte Zitronen
- Äpfel (am besten sind rote oder rotgelbe; die grünen Sorten sind manchen zu sauer)
- Wurzelgemüse
  - Karotten

- Rettich
- Rote Rüben
- Sellerie.

Folgende Lebensmittel sollten jeweils frisch eingekauft werden:
• Alle Sorten grünblättriger Blattsalate
• Salatgurken
• Radieschen
• Tomaten
• Avocado
• Weißkohl
• Rotkohl
• Spinat
• Frischer Spargel
• Petersilie, Basilikum, Oregano, Schnittlauch und andere Gewürzkräuter.

Die Umstellung der Ernährung

Bei manchen Menschen kommt es vor, dass sie in den ersten Tagen durch die Ernährungsumstellung Magendrücken, Völlegefühl, Blähungen, Winde usw. bekommen. Diese Erscheinungen kommen meistens dann vor, wenn die Betreffenden am Anfang aus Gewohnheit nebenbei noch zu Süßigkeiten oder Weißmehlprodukten greifen. Zucker und Weißmehl vertragen sich nicht mit dem rohen Getreide im Morgenmüsli.

Manchmal ist der ganze Verdauungstrakt auch durch die bisherigen Eßgewohnheiten geschwächt oder es besteht eine noch nicht erkannte Erkrankung des Magen- und Darmtraktes. Vereinzelt sind auch chronische Entzündungen an den Magen- und Darmwänden der Grund für diese Unbehagen. Ebenso kann eine bis zu diesem Zeitpunkt unauffällige Reizung bzw. Entzündung der Bauchspeicheldrüse ursächlich dafür sein.

Meistens ist zudem der Magen zu groß und die Magenschließmuskeln zu schlaff. Von der gewohnten gekochten Nahrung, die kaum gekaut werden muss, wird häufig zu viel verschlungen. Der Körper signalisiert im Normalfall mit Hungergefühl oder Appetit, dass er Nähr- und Vitalstoffe braucht. In der herkömmlichen, unter Hitzeeinwirkung zubereiteten Zivilisationskost sind die benötigten Vitalstoffe jedoch nicht enthalten. Und so essen die meisten Menschen, bis sie nichts mehr hinunterbekommen. Völlegefühl wird mit Sättigung verwechselt. Dadurch dehnt sich der Magen und wird mit der Zeit geschwächt und schlaff.

Unregelmäßigkeiten in diesem Bereich kann man selbst erkennen, wenn man öfter unter Bauchschmerzen leidet und der Bauch druckempfindlich ist.

Grundsätzlich sollte man jede Speise gut kauen. Gerade während der Umstellung ist dies besonders wichtig. Die ungewohnte Zusammensetzung der neuen Speisen erinnert uns jedoch von sich aus bei jeder Mahlzeit daran. Wenn der Verdauungstrakt angegriffen oder empfindlich ist, kann man ihn mit einigen Kniffen stärken. In diesem Fall wäre es zum Beispiel von Vorteil, wenn man für 2 - 3 Wochen mit Gemüsewasser fasten würde. Nach dem Fastenbrechen könnte dann zur Heilkost übergegangen werden. Andernfalls wäre die Umstellung auch mit einer 2- bis 3tägigen Schleimsuppendiät ebenso sinnvoll.

Schleimsuppe
Zutaten:
1 Liter Wasser
100 g Getreide
Pfeffer
Meersalz
Schnittlauch.

Wasser im Kochtopf mit einer Prise Meersalz erhitzen. Das Getreide in der Getreidemühle zu etwas feinerem Schrot mahlen. Noch bevor das Wasser siedet, wird das gemahlene Schrot mit einem Schneebesen eingerührt. Unter beständigem Rühren, damit nichts anbrennt, ca. 30 Sekunden lang aufwellen lassen. Anschließend vom Herd nehmen und etwas abkühlen lassen. Die Suppe wird noch warm mit ein wenig klein geschnittenem Schnittlauch serviert und mit einer Prise Pfeffer gewürzt.

Von dieser Suppe isst man zwei bis drei Tage lang jeweils morgens, mittags und abends. Dazu trinkt man Wasser oder kalten Pfefferminztee. - Danach kann man in den Einstieg zur Heilkost übergehen.

Heilfasten

Die älteste, natürlichste und wirksamste Heilmethode ist Fasten. Wenn ein Tier krank wird, frisst es nichts mehr. Auch unser Körper gebietet uns bei manchen Krankheiten zu fasten. Wir verspüren dies durch Appetitlosigkeit.

Durch Fasten erhält unser Körper Gelegenheit zur Reinigung, eine gründliche Reinigung des gesamten Organismus. Dabei werden viele der eingelagerten Schlacken abgebaut. Jeder, der schon mal einige Tage gefastet hat, weiß wovon ich rede.

Morgens ist die Zunge mit einem dunkelbraunen bis schwarzen Belag überdeckt, der auch mit Zahnbürste und Zahncreme nicht so leicht weggeputzt werden kann.

In den letzten Jahren wurde Fasten und Heilfasten immer populärer. Ich lebe in einem Fremdenverkehrsgebiet im Bayerischen Wald. In schneearmen Wintern überbrücken hier viele Hotels die Winterpause, indem sie Fastenkurse veranstalten. Es kommen Menschen zusammen, die jeweils eine ganze Woche lang gemeinsam fasten. Während der ersten drei Tage gönnen sich die Teilnehmer viel Ruhe und spornen sich gegenseitig zum Durchhalten an. Am vierten Tag verschwindet das Hungergefühl und es ist ein ungeahnter Energieschub zu verspüren. Müdigkeit verfliegt und man fühlt sich regelrecht durchflutet von einem neuen, kaum zu bändigenden Tatendrang.

„Sei mäßig in allem, atme reine Luft, treibe täglich Hautpflege und Körperübung, halte den Kopf kalt, die Füße warm und heile ein kleines Weh eher durch Fasten als durch Arznei“
(Hippokrates)

Diese Zeit nutzen diese Gruppen dann für gemeinsame, sportliche Aktivitäten, Wanderungen, Kegelabende usw.. Fasten ist für die meisten Menschen völlig ungefährlich. Es gibt im Grunde genommen nur eine einzige Gefahr. Ein unvorsichtiges, plötzliches Zuvielessen nach längerem Fasten kann den Tod herbeiführen.

Verschiedene Varianten des Fastens

Wasserfasten: Außer Wasser nimmt man nichts zu sich.

Saftfasten: Hier werden außer Wasser auch Fruchtsäfte getrunken.

Gemüsewasser fasten: Hier werden zerhackte Gemüse und Kräuter in leicht temperiertem Wasser eingelegt. Von diesem mit Vitalstoffen angereicherten Wasser wird alle 30 Minuten ein Glas getrunken.

Kleiewasser fasten: Statt Gemüse und Kräuter wird Getreidekleie in temperiertes Wasser eingelegt. Dieses Kleiewasser wird verdünnt getrunken. Wenn der Hunger am vierten Tag nicht verschwinden will, muss noch mehr verdünnt werden.

Fastenkuren mit Gemüsewasser oder Kleiewasser haben gegenüber dem Wasserfasten den Vorteil, dass man körperlich belastbarer ist. Während man beim Wasserfasten zu Schwindelanfällen neigt, wäre man bei diesen beiden Varianten durchaus arbeitsfähig, ausgenommen Schwerarbeit. Außerdem kann man hier besser schlafen als bei reiner Wasserkost. Zu bachten ist, dass man die Fastenkur in zwei gleiche Zeiträume aufteilt. Der erste Teil ist das eigentliche Fasten. Der zweite Teil, der unbedingt genauso lang wie das Fasten selbst eingehalten werden muss, ist Fastenbrechen.

Beim Fastenbrechen trinkt man zuerst kräftigere Gemüsebrühe und erhöht dann Tag um Tag den Anteil an festeren Stoffen. Vom Gemüsewasser zur Gemüsebrühe, von der Gemüsebrühe zum Gemüsesaft. Dann kommen allmählich kleine geraspelte und gehobelte Gemüsebeilagen dazu, bis man sich schrittweise an feste Nahrung gewöhnt. Je länger das Fasten gedauert hat, um so zaghafter sind die festen Speiseanteile zu erhöhen.

Durch Fasten konnten schon viele Krankheiten ausgeheilt werden. Auch zahlreiche Operationen konnten damit vermieden werden. Das richtige Fastenbrechen ist ausschlaggebend für die Heilung. Gerade bei schwereren Krankheiten tritt Heilung oft erst während des Fastenbrechens ein.

Was ist beim Fasten zu beachten?

Wer das erste Mal fastet und bisher nur die herkömmliche Ernährungsweise gewohnt ist, beginnt mit einem Entlastungstag. Hier beginnt man morgens mit einem leichten Frühstück, entweder mit Müsli nach Bircher Art:

Haferflocken mit etwas Milch oder Natur Joghurt und Früchten angerührt.

Oder Natur Joghurt mit Apfel und Vollkorn Knäckebrot.

Mittags eine gemischte Salatschüssel und dazu Vollkornknäckebrot.

Abends Obst und Vollkorn Knäckebrot.

Der erste Fastentag beginnt mit einem Einlauf zur Darmentleerung. Alternativ kann man sich auch in der Apotheke Glaubersalz kaufen (Hinweise auf der Packungsbeilage beachten). Es wird ein halber Liter Wasser mit Glaubersalz verrührt und getrunken. Innerhalb von 30 Minuten beginnt die Darmentleerung. Danach wird die Darmentleerung jeden zweiten Tag mit kleineren Mengen Wasser und kleineren Einheiten Glaubersalz wiederholt.

Zum Fasten mit Gemüsewasser wird ein Getränk zubereitet

Gemüse, zähe Kohlblätter, Wurzelgemüse wie Kartoffeln, Karotten..., im Sommer auch Brennesseln, Klee, Löwenzahn, und alle greifbaren Heilkräuter werden gewaschen, grob zerhackt und in einen großen Topf mit Wasser eingelegt. Alle wasserlöslichen Nährsalze und Vitamine gehen ins Wasser über. Dieses Wasser bleibt relativ klar, weil das Eiweiß in den Pflanzen verbleibt. Den Topf kühl stellen (Kühlschrank oder Keller). Von diesem Topf wird täglich etwas entnommen und mit frischem Wasser aufgefüllt. Solange bis man den Eindruck gewinnt, das Gemüse sei ausgelaugt.

Das entnommene Wasser wird zum Trinken mit frisch gepresstem Zitronensaft angesäuert und bei Zimmerwärme temperiert.

Kleiewasser

5 EL Kleie werden über Nacht in 1 Liter Wasser eingelegt. Am Morgen wird das Kleiewasser abgesiebt. Die Kleie soll man dabei noch gut austropfen lassen und gegebenenfalls mit einem Kochlöffel am Siebrand noch etwas ausdrücken. Die abgesiebte Kleie kann dann eine weitere Nacht erneut in einem Liter Wasser eingelegt werden. In jeder dritten Nacht verwende man frische Kleie. Auch das Kleiewasser kann mit frisch gepresstem Zitronensaft angesäuert und in Zimmerluft temperiert werden.

Wie lange kann man fasten?

Bei 60 Tagen ist die absolute Obergrenze erreicht. Darunter gilt, solange man sich fühlt. Wer zum ersten Mal fastet, sollte sich etwa mit fünf Fastentagen und fünf Tagen Fastenbrechen begnügen.

Dann sollte er zur Heilkost übergehen. Lieber öfter mal eine Fastenperiode einlegen, als sich übernehmen. Mit jedem Fasten fällt es leichter, ins Fasten einzusteigen. Bei jedem Fasten hält man länger durch. Fasten kann man lernen und trainieren, wie man einst Gehen und später Schreiben gelernt hat.

Wer einmal richtig gefastet hat, wird gerne auf dieses natürliche Heilmittel zurückgreifen. Es hat eine enorme Wirkung bei vielen Weh`s. Die meisten Faster fangen mit der o.g. Zeitspanne an, schon weil sie neugierig sind, wie sich das anfühlt, wenn sie keinen Hunger mehr spüren und verdoppeln jedes weitere Mal die Anzahl der Fastentage. Bis zur Obergrenze dessen, was sie sich an Zeit dafür einräumen können.

Wer sollte nicht fasten?

Bei Krebs und schweren Nervenkrankheiten soll man nicht fasten. In allen anderen Fällen geht das Prinzip „Probieren über Studieren". Mit der notwendigen Sorgfalt ist es nicht gefährlich. Fangen Sie mit wenigen Tagen an und fasten Sie öfter. Fasten sie mit jedem Mal länger.

Manchmal muss ich essen, was auf den Tisch kommt

In manchen Situationen kann die Heilkost nicht strikt eingehalten werden. Wenn man gezwungen ist, in einem einfachen Restaurant zu essen. Im Rahmen von Feiern oder anderen besonderen Anlässen zum Beispiel. Oder wenn man eingeladen ist und im Menue keine Auswahlmöglichkeit findet.

Grundsätzlich sollte man solche Situationen meiden. Aber in der Praxis kommt es durchaus mal vor, dass man sich fügen muss. Wenn Sie die Heilkost-Empfehlungen regelmäßig einhalten, dann werden Sie auch an solchen Tagen morgens Ihr Frischkornmüsli gegessen haben. In diesem Fall hat eine unvermeidliche Mittagsmahlzeit aus herkömmlicher Kochkost keine großen Auswirkungen.

Wenn es irgendwie möglich ist, könnten Sie auch auf eine Salatauswahl ausweichen. Auch Fischgerichte haben in Einzelfällen keine größeren Rückschläge zur Folge. Wenn es unumgänglich sein sollte, dass Sie Fleisch essen müssen, dann wählen Sie möglichst unpaniertes oder auch Geflügel.

Mir selbst ist es während meiner Ausheilungsphase mehrmals passiert, dass ich in so eine Situation geriet. Zweimal hatte ich das Glück, dass dies beim Italiener war, und ich konnte ein Rindercarpaccio (hauchdünn geschnittene Scheiben aus rohem Rinderfilet) und dazu gemischten Salat essen. Einmal war dies in einem gehobenen Fischrestaurant, und ich konnte mir rohes Thunfischcarpaccio (hauchdünne Scheiben aus rohem Thunfischfilet) bestellen.

Die Gerichte mit rohem Fleisch und rohem Fisch wählte ich deshalb, weil auch rohes Fleisch und roher Fisch die für unsere Verdauung notwendigen aktiven Enzyme haben.

Ein anderes Mal konnte ich auf ein Spagettigericht mit Tomatensoße ausweichen. In all diesen Fällen hatte der Ausrutscher kaum Auswirkung auf meine Blutdruckwerte.

Wenn Sie außer an Bluthochdruck noch an Diabetes oder Rheumaerkrankungen leiden, dann sollten Sie auf keinen Fall auch nur eine einzige Ausnahme akzeptieren. In diesen Fällen erfordert der Ausheilungsprozess strengere Konsequenz und dauert auch etwas länger. Wer Ihre Entscheidung in diesem Fall nicht akzeptieren will, der entlarvt sich als Ihr Feind und kann nicht Freund sein.

Führen Sie ein Tagebuch

Kontrollieren Sie Ihre Blutdruckwerte mindestens zwei- bis dreimal täglich. Wenn Sie Veränderungen empfinden, dann umso öfter. Tragen Sie die Messwerte mit Datum und Uhrzeit in ein Notizbuch ein. Tragen Sie ein, was Sie zu welcher Mahlzeit essen. Kontrollieren Sie Ihr Körpergewicht einmal wöchentlich und notieren Sie die Werte. Wenn Sie in ärztlicher Behandlung sind, gehen Sie weiter regelmäßig zu Ihrem behandelnden Arzt, auch dann, wenn dieser Ihre Bemühungen zur Selbstbehandlung nicht unterstützen will.

Manche Allgemeinmediziner praktizieren auch Naturheilkunde. Wenn Sie einen solchen Arzt kennen, dann können Sie auch erwägen, dorthin zu wechseln. Führen Sie aber vorher ein Gespräch, um die Einstellung des Arztes auszuloten. Es gibt überhaupt nur sehr wenig Ärzte, die sich noch Zeit für ein ernsthaftes Beratungsgespräch nehmen können.

Auch ich bin während meiner Selbstbehandlung regelmäßig zu meinem Hausarzt gegangen. Bei meiner ersten Anfrage nach einem Aderlass bezeichnete mein damaliger Hausarzt diese Therapieform als medizinischen Blödsinn. Derselbe Arzt hat im gleichen Zeitraum trotz Untersuchungen nicht erkannt, dass meine Frau an einer schweren Lungenentzündung litt. Und er diagnostizierte unserer Tochter eine schwere Bronchitis und wollte sie mit Antibiotika behandeln. Der daraufhin in Eigeninitiative konsultierte Lungenspezialist stellte dagegen allergisches Asthma fest. Nach diesen Erfahrungen suchte ich mir einen anderen Medicus.

Aber auch jener brachte meinen Eigenbemühungen keineswegs Interesse entgegen. So redete ich nicht mehr darüber und ging nur zur Kontrolle hin. Meine Blutdruckwerte waren bei jeder Kontrolle nahezu gleich, obwohl ich immer weniger Medikamente einnahm. Dadurch fiel ihm das nicht mal auf. Und er fragte mich nicht, ob ich noch alle Pillen schlucken würde.

Als ich das letzte Medikament abgesetzt hatte, ging ich halt in dieser Sache nicht mehr zu ihm. Ich verlor aber auch kein weiteres Wort darüber. Es ist zwar kaum vorstellbar, aber das scheint ihm gar nicht mal aufgefallen zu sein. Und ich habe von mir aus nicht nachgefragt.

Zwischen den Mahlzeiten vier Stunden nichts essen

Unserer Bauchspeicheldrüse sollten wir nach jeder Mahlzeit etwa vier Stunden Zeit zum Verarbeiten der Nahrung einräumen, bevor wir wieder etwas essen. Dieses etwa 18 cm lange Organ liegt im Oberbauch zwischen Dünndarm und Milz. Es produziert

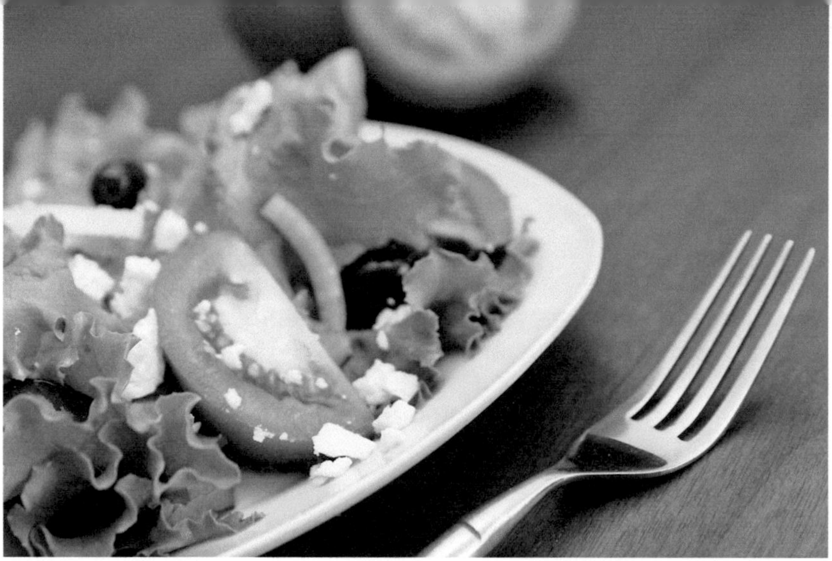

einerseits endogame Enzyme, mit denen der Körper die aufgenommene Nahrung zersetzt. Diese Fermente werden über den Bauchspeicheldrüsengang in den Dünndarm abgegeben.

Andererseits erzeugt diese Drüse auch Hormone, die direkt ins Blut abgegeben werden. Zum Beispiel zum Weitertransport an das Gehirn oder zu anderen Organen, zusammen mit bestimmten Nährstoffelementen. Die Abläufe der Prozesse in der Bauchspeicheldrüse kann man sich zum besseren Verständnis vielleicht wie die Waschprogramme in einer Waschmaschine vorstellen. Da gibt es einen Vorwaschgang und einen Hauptwaschgang. Danach folgen Spülgänge und Schleudergang. Im übertragenen Sinn hat auch unsere Bauchspeicheldrüse im Rahmen der Verdauung und des Stoffwechsels verschiedene Arbeitsgänge zu durchlaufen.

Wenn Sie eine laufende Waschmaschine anhalten und irgendwann während eines laufenden Waschgangs neue Wäsche hinzufüllen, dann wird diese neue Wäsche unter Umständen nicht mehr sauber. Möglicherweise wird auch der Schmutz der neuen Wäsche die bereits saubere Wäsche wieder verunreinigen.

Schaden könnte man anrichten, wenn Buntwäsche oder empfindliche Feinwäsche in einen laufenden Kochwaschgang gefüllt wird. Ähnlich wird auch der Verdauungsvorgang gestört, wenn wir vorzeitig neue Nahrung und möglicherweise noch in anderer Zusammensetzung zu uns nehmen. Nur, dass bei der Verdauung nicht „die Wäsche", sprich die zu verdauenden Nahrungsmittel, geschädigt werden, sondern unser Organismus und damit unsere Gesundheit.

Eines der wichtigsten Hormone, die dieses Organ produziert, ist Insulin. Damit wird der Blutzuckerspiegel reguliert. Je mehr und je öfter wir nun die Abläufe durch kurzfristige Neuaufnahme von Nahrung stören, um so höher ist z.B. unser Risiko, an Diabetes mellitus (Zuckerkrankheit) zu erkranken. Zwischen den Mahlzeiten können wir etwas trinken. Entweder Wasser oder Tee. Aber essen sollten wir nichts.

Rezepte

Morgenmüsli

30 g	Nackthafer
40 g	Keimfähiger Weizen
	Etwa das eineinhalbfache Volumen an Wasser
	Nussmischung aus:
	Mandelkerne
	Haselnusskerne
	Walnusskerne
	Sonnenblumenkerne
	Leinsamen
	Kürbiskerne
1 EL	Leinöl
1	Apfel
1	Banane (gut reif)
	Obst- bzw. Früchte nach Saison, z.B.: Ananas, Beeren, Orangen, Weintrauben, Mangos, Papayas ...

Weizen in der Getreidemühle schroten und in eine Schüssel geben. Mit Wasser auffüllen, bis das Schrot gut bedeckt ist und quellen lassen. Das mit Wasser überdeckte Schrot sollte mindestens eine halbe Stunde und maximal etwa 10 - 11 Stunden quellen, damit sich die Vitalstoffe entfalten können.

Gleichzeitig kann man auch die Nüsse am Vorabend einweichen. Dadurch lassen sie sich am Morgen leichter mahlen. Vor allem, wenn Sie einen einfachen Zerkleinerer benutzen. Zur Zubereitung die Nussmischung in einer Schlagmühle mahlen, dazu schütten, 1 EL Leinöl dazugeben und alles gut durchmischen.

Den Apfel mit einem Obstspalter achteln. Die Apfelschnitten in einer Küchenmaschine zerkleinern. Anschließend sofort der Schrot-Nussmischung unterheben. Damit wird verhindert, dass der zerkleinerte Apfel braun einfärbt. Zum Schluss die Banane schälen, in Stücke brechen und im Zerkleinerer zu Mus mahlen. Dieses Bananenmus ins Müsli unterrühren. Es ist ein geschmackvoller Ersatz für diejenigen, die Müsli mit Milch gewöhnt sind. Außerdem verleiht es dem Müsli eine angenehme Konsistenz. Das Müsli mit Saisonfrüchten garnieren. Dazu Früchtetee oder Wasser, guten Appetit!

Das Morgenmüsli kann mit verschiedenen Getreidesorten variiert werden. Wichtig dabei ist jedoch, dass die Körner keimfähig sind. Auch die Nuss-Sorten können wahlweise und abwechslungsreich eingesetzt werden. Es sollte jedoch immer ein Apfel mitverwendet werden. Äpfel haben bestimmte Vitalstoffe, die zur Ausheilung sehr wichtig scheinen.

Auf die Banane will ich persönlich aus Geschmacksgründen nicht verzichten. Außerdem verleiht diese Frucht dem Müsli eine angenehme Konsistenz. Dieses Frischkornmüsli ist mit die wichtigste Mahlzeit am Tag. Es liefert Ihrem Körper sehr viele Vital- und Mineralstoffe. Überdies genügend Ballaststoffe, die er zur Auflösung der Placquen braucht.

Mittags- und Abendmahlzeiten

Nahrhaftes aus grünen Blattsalaten und Wurzelgemüsen: Salatblätter waschen und sortengerecht zerkleinern. Wahlweise Salatgurken, Tomaten, Rettich, Radieschen waschen und zerkleinern. Karotten, Sellerie gegebenenfalls dazu raspeln. Spargel, in Scheiben geschnitten, ergibt auch roh eine wahre Delikatesse. Spinatblätter waschen und kleinreißen.

Auch diverse Kohlsorten sind hervorragend geeignet:
Rotkohl, Weißkohl, Wirsing - diese hobeln, raspeln oder in kleine Streifen schneiden. Die Salat- und Gemüseportion bestimmen Sie selbst anhand Ihres Appetits. Hier können Sie so ziemlich jede beliebige Menge essen.

Probieren Sie die Rezeptvorschläge einmal aus.

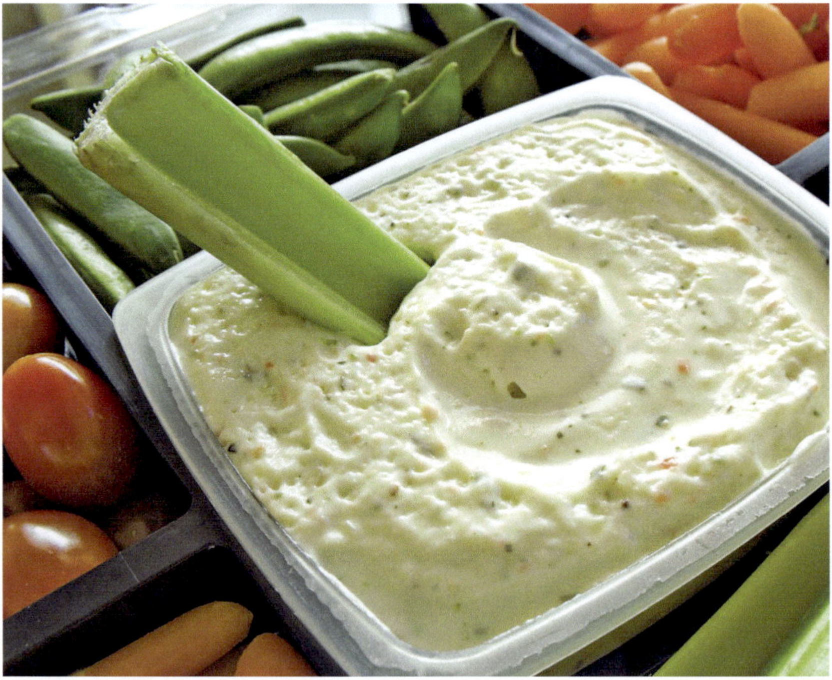

Salat Soßen bitte nur aus frischen Zutaten. Verwenden Sie keine fertigen Dressings.

Entweder:
Saft aus frischgepressten Zitronen
Reines Meersalz
Kaltgepresstes Olivenöl
Mengenaufteilung: 1 Zitrone, 2 EL Olivenöl, 1 Prise Salz.

Oder:
Essig (Apfelessig bzw. Weinessig)
Wasser
Kaltgepresstes Olivenöl
Reines Meersalz
Etwas Pfeffer
Mengenaufteilung: 2 EL Essig, 2 EL Olivenöl, 6 EL Wasser
1 Prise Salz, etwas Pfeffer.

Vorschlag für Salatdressing

1 Tomate mit heißem Wasser überbrühen und schälen
1/2 Paprikaschote
1/2 - 1 Knoblauchzehe
1 Chili
3 EL Olivenöl
3 EL Essig
1 Prise Meersalz
1 Blatt frischem Basilikum
1 TL Sonnenblumenkerne
1 Olive.
Die Zutaten in einen Mixer geben und fein zu einem Dressing zermahlen.

Den Salaten immer angekeimte Hülsenfrüchte beimischen. (Etwa 35 Gramm pro Mahlzeit).
Nach Geschmack mit Kresse garnieren.

Zu den Salaten

Zur besseren Sättigung können Sie Ihren Salatmahlzeiten auch Getreideschrot beimischen. Oder wahlweise auch Vollkornbrot oder Vollkornknäckebrot dazu essen. Alternativ ebenso ohne Hefe gebackenes, reines Sauerteigbrot.

In der Schale gekochte Kartoffeln

Als völlig unschädlich für die Blutdruckwerte haben sich auch in der Schale gekochten Kartoffel erwiesen. Diese habe ich zwischendurch zur Sättigung in meinen Salat beigemischt.

Auch folgende Zubereitung gefällt mir persönlich sehr gut.

Kartoffelsalat auf mediterane Art

Je Person 3 - 5 festkochende Kartoffeln mit der Schale gar kochen. Anschließend schälen und in dünne Scheiben schneiden. Den Saft einer Zitrone und 2 EL Olivenöl darüber gießen. Mit einer Prise Salz würzen und die Mischung mit einer Gabel zu Brei zerdrücken.

Pizzabrot solo oder zum Salat

Hin- und wieder gelüstete es mich nach etwas Herzhaftem. Dabei bin ich auf folgende Variante gekommen, die sich ebenfalls nicht negativ auf die Blutdruckwerte ausgewirkt hat. Da es hier um eine gebackene Pizza geht, habe ich diese Zutat maximal 1 x pro Woche genossen.

Zutaten pro Person:

500 g Vollkornmehl (250 g Weizenkörner und 250 g Roggenkörner in der Getreidemühle fein mahlen)
18 g Weinstein Backpulver (= 1 Tütchen) - erhältlich im Bioladen

oder in der Bioabteilung im Supermarkt
1/2 - 3/4 Liter Wasser
Meersalz
2 EL Olivenöl
1 TL Oregano getrocknet und zerrebelt
1 Dose geschälte Tomaten
Basilikum, am besten sind ca. 3-4 frische Blätter
/ wahlweise nach Geschmack
1 Chili
Oliven
Kapern.

Zubereitung

Belag vorbereiten:
Die geschälten Tomaten mit dem Saft in einen großen Teller schütten und Schalenreste entfernen. Dann der Länge nach halbieren und den Stengelansatz herauslösen. Anschließend die Tomaten in kleine Würfel schneiden. Nach Bedarf Chili und / oder Oliven (entkernt) in kleine Stücke oder Scheibchen schneiden.
Backofen auf 175 Grad vorheizen.

Die Getreidekörner zu Mehl mahlen und in eine große Schüssel geben. Das Weinsteinbackpuler darüber streuen. Etwas Salz, Oregano und Olivenöl dazugeben und die Mischung trocken mit einem Knethaken verrühren. Dann ca. 1/4 Liter Wasser zugeben und mit dem Knethaken verrühren. Nach und nach 1/8 Liter Wasser zugeben und weiterrühren. Schließlich den Teig mit der Hand weiter kneten. Solange immer weiter kleine Mengen Wasser zugeben, bis der Teig sich geschmeidig formen lässt, aber noch nicht klebt.

Dann den Teig auf einem backblechgroßen Backpapierzuschnitt auf Backblechgröße mit einem Nudelholz ausrollen. Um zu vermeiden, dass der Teig auf dem Holz kleben bleibt, nimmt man etwas Weißmehl und reibt die Walze vorher damit ein.
Anschließend kann man den ausgerollten Pizzateig mit dem Back-

papier auf das Backblech ziehen. Evtl. noch die Ränder hochformen, dass sie nicht über den Rand des Backblechs ragen.

Jetzt die Tomatenstücke und den Saft gleichmäßig auf dem Teig verteilen. Etwas Meersalz darüberstreuen, die Basilikumblätter zerkleinern und darauf verteilen; anschließend die Olivenstücke und gegebenfalls Chilischeibchen auf den Belag legen. Etwas Olivenöl gleichmäßig darüberträufeln.

Jetzt das Backblech in den Ofen schieben und bei 175° etwa 20 - 25 Minuten backen. Am besten nach etwa 20 Minuten mal nachsehen. Das Pizzabrot soll durchgebacken aber nicht braungebrannt sein. Aus dem Ofen herausnehmen und abkühlen lassen. Jetzt haben Sie etwa 4 Portionen herzhafte Beilage zum Salat als Alternative zum Knäckebrot oder zum Vollkornbrot. Oder zwei Portionen Hauptmahlzeit. Als Imbiss für unterwegs, wenn die Zubereitung eines Salates nicht möglich ist, kann man dies auch mit gutem Gewissen gelegentlich genießen.

Darauf sollte man achten

Als ein Blutdruckpatient - nicht nur - sollte man unbedingt viel trinken und zwar ca. 2 - 3 Liter am Tag. Darauf sowie auf viel Bewegung müsste grundsätzlich unbedingt geachtet werden.

Infektionen können den Blutdruck entweder vorübergehend deutlich zum Fallen bringen oder aber auch Ansteigen lassen. Klären Sie solche Situationen beim behandelnden Arzt immer ab. So könnte bei allergischen Reaktionen nach Insektenstichen ein Mediziner möglicherweise Calcium injizieren. Eine solche Injektion kann häufig für ein bis zwei Tage zu einem kräftigen Abfall des BD führen und anderes mehr.

Schmerzmittel und Antirheumatika oder andere Medikamente können den Blutdruck ansteigen lassen. Daher sollte man den Arzt (z.B. bei Überweisungen) auf Bluthochdruck immer vorsorglich hinweisen, damit dieser Aspekt berücksichtigt wird.

Diabetes: Ich selbst hatte zwar keinen Diabetes, aber in meiner Familie sind mir Fälle davon bekannt. Darum bezog ich diesen Bereich in meine Recherchen mit ein. Diabetiker, die zusätzlichen Bluthochdruck haben, tragen grundsätlich ein höheres Risiko für Schlaganfall und Herzinfarkt als „Nur-Hypertoniker". Die Weltgesundheitsorganisation (WHO) sowie nationale Fachorganaisationen empfehlen deshalb Diabetikern, die Blutdruckwerte auf maximal 130 : 80 zu halten. Das scheint mit Medikamenten so nicht ganz einfach zu sein.

Mit Umstellung der Ernährung, die ja auf eine Therapie zum Eiweißabbau hinausläuft, werden sich die Blutdruckwerte in den meisten Fällen vermutlich schon nach zwei oder drei Tagen in dieser Höhe stabilisieren. Dann weiter absinken.

Messwerte, die unter 110 : 70 sinken, machen sich mitunter durch Müdigkeit und leichte Benommenheit bemerkbar. Nun würde ich als Betroffener daran denken, ein Medikament abzusetzen bzw. vorab die Menge nach und nach zu reduzieren.

Bevor man eine zu hohe Dosis auf einmal reduziert, könnte es empfehlenswert sein, mit dem Hausarzt über eine alternative Medikation in geringeren Dosen zu sprechen. Sollte der behandelnde Arzt Ihren Bemühungen zur Selbstbehandlung trotz messbarer Besserung generell ablehnend gegenüberstehen, dann würde ich mir einen anderen Arzt suchen. Bereits ca. vier Wochen nach Beginn konsequenter Umstellung, berichteten Betroffene von deutlich gesunkenen Werten im „Nüchtern-Blutzucker". - Siehe auch unter Zuschriften / Feedback im folgenden Anhang!

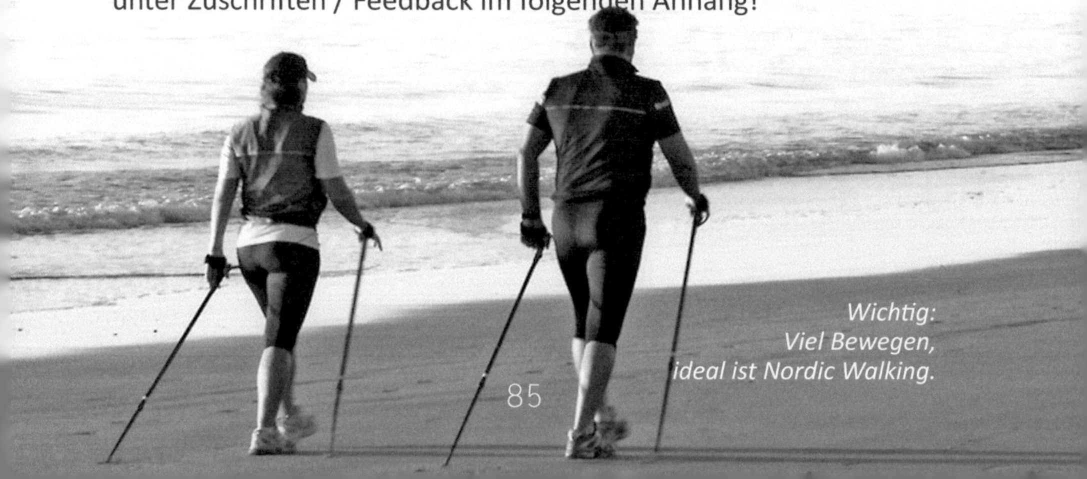

Wichtig: Viel Bewegen, ideal ist Nordic Walking.

Anhang

Feedback
Einige Zuschriften:

„...Ich muß schon sagen , Ihr Erfahrungsbericht hat mir sehr geholfen. Dafür ein Dankeschön. Zur Zeit nehme ich keine ACE Hemmer ein, obwohl mir der Arzt diese ausdrücklich empfohlen hat (Enalapril Stada 20 mg).

Ich bin der Meinung, dass Tabletten, die so eine hohe Anzahl von unerwünschten Nebenwirkungen entfalten können, für mich persönlich auf längere Zeit nicht in Frage kommen werden. Mein Blutdruck hatte noch vor ein paar Wochen 150 zu 100 betragen. Mittlerweile habe ich einen Blutdruckwert von 130 zu 70, der Puls liegt bei 58. Dies habe ich geschafft durch sportliche Betätigung und eine ausgewogene Ernährung. Ich hoffe nur, dass ich es beihalten kann. Nicht zuletzt habe ich aus Ihren Erzählungen und Erfahrungen diesen Blutdruckwert erreicht, danke!..."
(K.F.)

„...Ich habe nun Normalgewicht. Der Blutdruck hat sich nun auf 120 zu 85 normalisiert. Ich habe mich an Ihre Vorschläge aus dem eBook bzw. aus Ihren Mails weitgehend gehalten. Vor meiner Diät wog ich 85 kg und litt zudem unter Sodbrennen (Refluxerkrankung). Aufgrund der Gewichtsabnahme habe ich ich auch damit keine Probleme mehr. Ich benötige dafür keine Medikamente.

Mein Ziel war es zunächst, alle natürlichen Maßnahmen auszuschöpfen, bevor ich mich von einem Kardiologen behandeln lasse. Zur Kontrolle werde ich in einigen Wochen aber dennoch zum Kardiologen gehen, um eine Bestätigung zu erhalten, dass ich keine Medikamente nehmen muss.

Ich frage mich nur, warum meine behandelnden Ärzte mich nicht in dieser Form aufgeklärt haben? Diese natürlichen Maßnahmen sind doch völlig ohne Nebenwirkungen!

Momentan habe ich keine konkreten Fragen. Ihren Newsletter lese ich immer mit Interesse, und würde mich freuen auch weiterhin von Ihnen Informationen zu erhalten. Vielen Dank!
Mit freundlichen Grüßen..."
(Lars H.)

„...Ich gebe sehr gerne ein Feedback, zu allererst als wirkliches Dankeschön für die investierte Zeit. Das Bluthochdruckbuch ist äußerst informativ und, wie ich finde, fast allumfassend. Ihr Erfahrungsbericht über die Nebenwirkungen der diversen Medikamente bestärkte mich schon beim Lesen der ersten Mails darin, das Senken der Hypertonie ohne diese Mittel zu versuchen.

Als bei mir Hypertonie festgestellt wurde, Gottseidank noch in einem leichteren Bereich (max. 175/95) und noch ohne Folgeschäden, habe ich eben auch versucht, ohne Medikamente den Blutdruck zu senken. Durch ihre Mails konnte ich einiges über die Ursachen erfahren und habe mich zwar an die Ernährungsvorschläge etc. nicht penibel gehalten, dennoch ziemlich rasch meinen Blutdruck in einen Normalbereich gesenkt.

Nach wie vor beherzige ich die von Ihnen vorgegebenen Säulen, um nicht nochmals einen Hochdruck zu riskieren. Eigentlich war ich sehr davon überzeugt, bereits sehr gesund zu leben, aber siehe da, nach Durchsicht ihrer Schreiben konnte ich tatsächlich meine Ernährung optimieren. Ich verwende zur Zeit wirklich auch nur Meersalz und dies in geringer Dosis, die Umgewöhnung geht rasch. Grüner Salat steht jetzt ebenso häufig am Programm, Bewegung sowieso.

Ich denke, dass man als mündiger Patient auch ganz bewusst Alternativen zur Schulmedizin suchen sollte. Ich persönlich bin zu einem ganzheitlich orientierten Internisten gegangen, der meine Versuche, den Blutdruck natürlich zu senken, mitgetragen hat. Die Suche nach solchen Ärzten lohnt sich. Speziell bei Hochdruck sollte man als Frau auch immer die hormonelle Komponente (ob verhütungstechnisch oder als Hormonersatztherapie) berücksichtigen. Nicht nur in der Schwangerschaft neigt Frau zu Hypertonie.
Mit bestem Dank noch einmal an Sie...“
(M.B.)

„...Hallo Alfred,

ja, ich kann schon Fortschritte verzeichnen! Habe 5 Kilo abgenommen! Nehme keine Betablocker mehr! Ich bin jetzt bei 5 mg Ramipril am Tag! Vielleicht kann ich diese auch nochmal weg lassen! Allerdings traue ich mich da noch nicht so ran! Im Sportstudio habe ich einen neuen Trainingsplan!

Endlich kann ich trainieren wie jeder andere auch! Zum Beispiel

beim Spinning ohne hochroten Kopf und ständig das Gefühl von „unterdrückt" zu werden! Ich habe für mich ein ganz anderes Lebensgefühl erlangt! - Vielen herzlichen Dank..."
(Daniella K., etwa 3 Wochen nach Beginn der Umstellung)

„...Bin persönlich zu 100 % überzeugt. Habe die Medikamente binnen verhältnismäßig kurzer Zeit stark reduzieren können und jetzt ganz abgesetzt - ohne Beschwerden!..." (H.H.)

Weiterführende Literatur / Quellenangabe

„Die Eiweißspeicherkrankheiten"
Prof. Dr. med. Lothar Wendt

„Die Wendt-Therapie - Eiweißspeicherkrankheiten"
Prof. Dr. med. Lothar Wendt, Dr. med. Thomas Wendt, Alexander Wendt / Taschenbuch, Verlag: Harper & Row

„Lebendige Nahrung"
Ernst Günther
Reformversand Verlag Günter, CH-3367 Thörigen, Schweiz

„Schicksal aus der Küche: Zivilisationskrankheiten, Ursachen, Verhütung, Heilung"
Dr. med. M. O. Bruker / Schnitzer KG Verlag, St. Georgen, Schwarzwald o.J.

„Die kausale Therapie der essentiellen Hypertonie"
Dr. med. Johann Georg Schnitzer

„Getreide und Mensch - eine Lebensgemeinschaft"
Prof. Dr. W. Kollath / Helfer-Verlag E. Schwabe, Bad Homburg v.d.H.

„Die Ernährung der Griechen und Römer"
Prof. Dr. med. Sigwald Bommer / Planegg : Müller

„Ernährung in Prävention und Therapie"
Prof. Dr. Claus Leitzmann, Claudia Müller, Petra Michel, Ute Brehme, Andreas Hahn, Heinrich Laube